恶性肿瘤常识

1. 下列哪项不是恶性肿瘤的特点

   A. 生长快   B. 浸润性生长

   C. 易转移   D. 分化好

2. 诊断恶性肿瘤的"金标准"是

   A. CT   B. PET/CT

   C. 病理   D. 化验

3. 下列哪种药物不是化学治疗药物

   A. 顺铂   B. 紫杉醇

   C. 青霉素   D. 表柔比星

4. 用于手术前病人，通过缩小肿块使不能手术的肿瘤变为可以手术，这种化学治疗称作

   A. 新辅助化学治疗   B. 辅助化学治疗

   C. 解救化学治疗   D. 姑息化学治疗

5. 联合化学治疗原则错误的是

   A. 药物越多越好   B. 使用不同作用机制的药物

   C. 使用无交叉耐药的药物   D. 一般应为单药有效的药物

6. 下

   A

   C

7. 下

   A

   C

8. 下

   A

   C

9. 治

   A

   C

10.

求医问药路线图

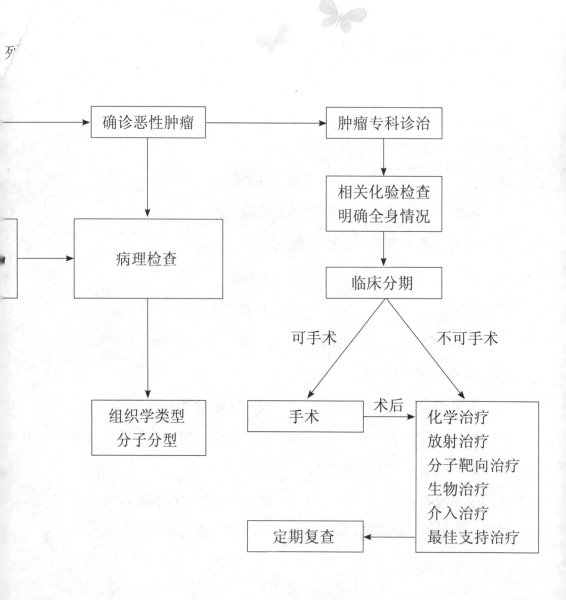

确诊恶性肿瘤 → 肿瘤专科诊治 → 相关化验检查 明确全身情况 → 临床分期

确诊恶性肿瘤 → 病理检查 → 组织学类型 分子分型

临床分期 → 可手术 → 手术 → 术后 → 化学治疗 放射治疗 分子靶向治疗 生物治疗 介入治疗 最佳支持治疗

临床分期 → 不可手术 → 化学治疗 放射治疗 分子靶向治疗 生物治疗 介入治疗 最佳支持治疗

化学治疗 放射治疗 分子靶向治疗 生物治疗 介入治疗 最佳支持治疗 → 定期复查

恶性肿瘤

定期体检
40 岁以上人群或有肿瘤家族史者应当每年进行体检，如 X 线胸片、彩超以及血液化验

有临床症状
包块、消瘦、不明原因的发热、胸痛、咯血、腹痛、大便习惯改变、便血、黄疸等

查找原发病灶

CT、MRI、钼靶、彩超、胃镜、肠镜、气管镜

PET/CT

自测题答案：
1. D 2. C 3. C 4. A
5. A 6. C 7. B 8. A
9. B 10. B

自测题

哪种药物是用于乳腺癌的分子靶向药物

A. 西妥昔单抗   B. 吉非替尼

C. 曲妥珠单抗   D. 厄洛替尼

列哪项不是生物细胞免疫治疗的特点

A. 安全性好   B. 适应证窄

C. 抗复发性强   D. 延长生存期

列哪种药品不用于癌性疼痛的治疗

A. 哌替啶   B. 吗啡

C. 曲马朵   D. 对乙酰氨基酚

疗小细胞肺癌有效率最高的药物是

A. 紫杉醇   B. 依托泊苷

C. 长春瑞滨   D. 伊立替康

应用奥沙利铂治疗消化道肿瘤时，因该药物可导致神经毒性，

故特别需要注意

A. 多休息   B. 不得进食冰冷食水

C. 心情愉快   D. 进食易消化食物

（答案见反面）

《百姓合理用药一册通晓》丛书

丛书总主编 黄正明 贾万年

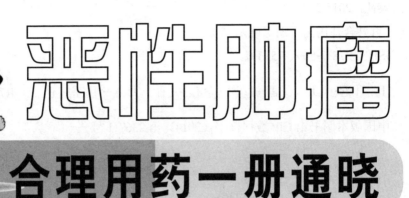

恶性肿瘤

合理用药一册通晓

医学专家为你详细解答

丛书总主编　黄正明　贾万年
分册主编　孟威宏　谢晓冬　侯明晓
副　主　编　徐　龙　郑振东　朴　瑛　刘永叶
　　　　　　韩雅玲
编　　　者（以姓氏笔画为序）
　　　　　　丁震宇　刘兆喆　孙庆庆　李　佳
　　　　　　陈威弛　陈晓夏　季发和　屈淑贤
　　　　　　郭　放　章国晶

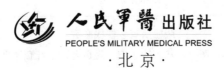
人民军醫出版社
PEOPLE'S MILITARY MEDICAL PRESS
·北京·

图书在版编目（CIP）数据

恶性肿瘤合理用药一册通晓 / 孟威宏，谢晓冬，侯明晓主编 . —北京：人民军医出版社，2015.2

（百姓合理用药一册通晓丛书）

ISBN 978-7-5091-7533-0

Ⅰ . ①恶… Ⅱ . ①孟…②谢…③侯… Ⅲ . ①癌—用药法 Ⅳ . ① R730.5

中国版本图书馆 CIP 数据核字（2014）第 236711 号

策划编辑：焦健姿　　文字编辑：王　刚　韩　志　　责任审读：吴　然
出版发行：人民军医出版社　　　　　　　　　经销：新华书店
通信地址：北京市 100036 信箱 188 分箱　　邮编：100036
质量反馈电话：（010）51927290；（010）51927283
邮购电话：（010）51927252
策划编辑电话：（010）51927271
网址：www.pmmp.com.cn

印、装：三河市春园印刷有限公司
开本：710mm×1010mm　　1/16
印张：11.25　字数：182 千字
版、印次：2015 年 2 月第 1 版第 1 次印刷
印数：0001—4500
定价：26.00 元

《百姓合理用药一册通晓》丛书

总 主 编 黄正明 贾万年
副总主编 王仁杰 高远征 张二明

第一辑

《慢性咽炎合理用药一册通晓》
《慢性肝炎合理用药一册通晓》
《月经病合理用药一册通晓》
《女性更年期合理用药一册通晓》
《性病合理用药一册通晓》
《胃肠道溃疡合理用药一册通晓》
《胆囊炎胆石症合理用药一册通晓》
《癫痫合理用药一册通晓》
《新生儿合理用药一册通晓》
《高血压合理用药一册通晓》
《糖尿病合理用药一册通晓》
《脂肪肝合理用药一册通晓》
《血脂异常合理用药一册通晓》
《睡眠障碍合理用药一册通晓》
《冠心病合理用药一册通晓》
《脱发合理用药一册通晓》
《阴道炎症合理用药一册通晓》
《皮肤病合理用药一册通晓》

第二辑

《脑卒中合理用药一册通晓》
《前列腺病合理用药一册通晓》
《不孕不育合理用药一册通晓》
《肺结核合理用药一册通晓》
《便秘合理用药一册通晓》
《肾盂肾炎合理用药一册通晓》
《痛风合理用药一册通晓》
《类风湿关节炎合理用药一册通晓》
《支气管哮喘合理用药一册通晓》
《慢性支气管炎合理用药一册通晓》
《肿瘤化疗合理用药一册通晓》
《慢性肾病合理用药一册通晓》
《乳腺疾病合理用药一册通晓》
《慢性疼痛合理用药一册通晓》
《男科病合理用药一册通晓》
《慢性鼻炎合理用药一册通晓》
《阿尔茨海默病合理用药一册通晓》
《颈椎病合理用药一册通晓》

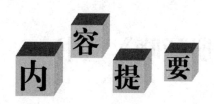 

内容提要

　　本书介绍了恶性肿瘤合理用药的相关知识。全书分 6 讲，详细介绍肿瘤的基本常识、化学治疗、镇痛治疗、中医治疗、常见恶性肿瘤的诊治，以及对肿瘤患者的日常管理和随访。本书内容通俗易懂，希望广大恶性肿瘤患者及家属在阅读本书后能对规范化治疗有所了解，正确面对和配合医生积极治疗，避免走入误区。

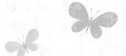

丛书序言

本书是《百姓合理用药一册通晓》丛书第二辑的一本。该系列丛书是由中国医药教育协会成人教育委员会组织国内众多医药学专家和学者编写的奉献给普通百姓的合理用药、保障健康的一份厚礼。

《百姓合理用药一册通晓》系列丛书第一辑（18本），已于2012年底经人民军医出版社出版，通过全国发行，现已成为百姓防病治病简单易懂的系列读物之一。尤其配合当前在全国开展的"中央财政支持社会组织示范项目——慢病防治健康行"的活动，发挥了非常大的作用，成为大众喜闻乐见的一套丛书，因此被选定为"慢病防治健康行"活动的推荐用书。

为了满足全国广大民众的需要，在编写出版此套丛书第一辑的基础上，续编《百姓合理用药一册通晓》丛书第二辑（18本），两套丛书基本涵盖了人类常见而多发疾病的合理用药。全套丛书（36本）的特点是以百姓常见疾病为主线，以病论药，合理选用，比较贴近大众、通俗易懂，从多方面、多角度宣传合理用药知识，提高病人自我保健意识、普及基本用药常识。

当前，临床不合理使用药物的现象尤为普遍，虽然国家曾三令五申地要求临床合理用药，确保患者生命安全，但临床滥用药物，致人损命的现象时有发生，屡禁不止，给国家、社会、家庭、个人带来极大的伤害。在不合理用药现象丛生的今天，编写本套《百姓合理用药一册通晓》系列丛书旨在提高全民合理用药意识，使人人关爱健康，真正做到合理用药从我做起，避免滥用药或乱选药，确保用药安全、有效、简便、经济。

本套《百姓合理用药一册通晓》系列丛书的出版，集参与编写

的医疗和药学专家、学者多年实践经验的总结，具有很强的临床实用性和百姓学习指导性。它不仅是百姓守护健康的家庭必备工具书，也可作为医务工作者和相关专业人员的参考书，在此代表中国医药教育协会成人教育委员会向直接参与本套丛书编写和支持出版的各位专家、学者们与相关医药企业及人民军医出版社为此付出的艰辛努力表示衷心的感谢！

黄正明　贾万年

2014 年 5 月于北京

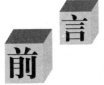 

前言

　　恶性肿瘤是当今世界上发病率最高的疾病，随着人们生活环境和生活方式的改变，无论在城市还是乡村，大多数肿瘤的发病率都有所增高，尤其是肺癌、乳腺癌、胃癌、结直肠癌、肝癌等常见肿瘤严重地威胁着我国人民的健康，攻克肿瘤是人类面临的巨大挑战之一。

　　恶性肿瘤是由环境因素和遗传因素等多方面原因导致的疾病，虽然人们对于肿瘤的确切病因尚未了解十分透彻，但已经明确大气污染以及吸烟、嗜酒、缺乏运动、过食油腻等不良生活习惯都有可能导致罹患肿瘤，因此养成良好的生活习惯、克服不良嗜好对于预防肿瘤来说十分重要。恶性肿瘤的治疗已经取得了巨大的进步，很多肿瘤的病死率都在下降，这得益于对肿瘤进行多学科综合治疗的结果，也得益于医学科技的飞速发展，人类已经不仅仅可以切除肿瘤，还可以查找肿瘤的致病基因，针对基因进行靶向治疗。

　　本书编者结合自己的临床经验，参考国内外权威专业文献，较为系统和通俗地介绍了恶性肿瘤的相关知识。全书分6讲，具体内容包括肿瘤的基本常识、化学治疗、镇痛治疗、中医治疗以及常见肿瘤的诊治和肿瘤患者的日常管理及随访。希望本书能使广大肿瘤患者和家属对肿瘤的规范化治疗有所了解，能为肿瘤患者的治疗提供正确的导向，避免患者朋友在诊治过程中采取不必要和错误的治疗方法。

　　书中如有不妥之处，还请读者予以指正。

编者

2014 年春

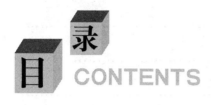

目录 CONTENTS

第1讲　肿瘤是一种慢性病

第2讲　化学治疗——抗癌利刃

第3讲 镇痛治疗——疼痛不需要忍

第4讲　中医治疗——传统抗癌瑰宝

第5讲　常见肿瘤的合理用药

第6讲　肿瘤病人的日常管理

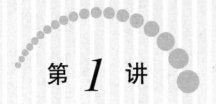

第 1 讲

肿瘤是一种慢性病

恶性肿瘤已经成为世界上发病率最高的疾病，但是人们对于恶性肿瘤的了解还比较少。有人认为肿瘤一旦发现就是晚期，还有人认为只要确诊肿瘤就无法治愈，甚至谈癌色变。其实，这都是对肿瘤性疾病缺乏客观了解和认识。随着现代医学的不断进步，肿瘤的本质已经得到越来越多的认识，很多肿瘤可以早期发现，并达到治愈的目的。世界卫生组织已经将肿瘤定义为一种慢性病，它像高血压、糖尿病一样有可能得到长期控制。

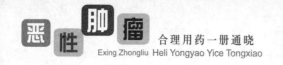
第一节　初识肿瘤 ABC

 什么是肿瘤

肿瘤是一种人体内的新生物，也是人体中异常生长的细胞。生物机体内正常细胞原本是按照基因的既定程序生长发育的，但某些情况下正常细胞在众多内因和外因的长期作用下发生了质的改变，具有了过度增殖的能力，生长失去了控制，并且新生的细胞也与正常细胞不同，这些异常细胞聚在一起就形成了肿瘤。

肿瘤是一种古老的疾病，可能在地球上有生命的年代已有肿瘤的存在。在大英博物馆馆藏的恐龙残骸的骨骼上就可以看到肿瘤性病变。西方许多古代文献和医学著作中有关于肿瘤的描述。我国早在周代就有关于肿瘤的记载。只是当时人们对于肿瘤的认识十分表浅，中医将肿瘤称之为"肿疡""岩""癥瘕"等。

 恶性肿瘤与良性肿瘤

肿瘤分很多种，并非所有的肿瘤都是癌症。按肿瘤细胞的形态特征和肿瘤对人体器官结构和功能的影响不同，一般分为良性肿瘤和恶性肿瘤两大类（表 1-1）。良性肿瘤一般与正常细胞相似，呈膨胀性生长，不转移，手术切除后较少复发；而恶性肿瘤与正常细胞差异极大，通常像树根向地下生长一样呈浸润性生长，可转移至身体其他部位。

必须指出，良性肿瘤与恶性肿瘤间有时并无绝对界限，有些肿瘤其表现可以介乎两者之间，称为交界性肿瘤（如卵巢交界性浆液性乳头状囊腺瘤和黏液性囊腺瘤）。此类肿瘤有恶变倾向，在一定的条件下可逐渐向恶性发展。在恶性肿瘤中，其恶性程度亦各不相同，有的较早发生转移，如鼻咽癌；有的转移晚，如子宫体腺癌；有的则很少发生转移。此外，肿瘤的良、恶性也并非一成不变，有些良性肿瘤如不及时治疗，有时可转变为恶性肿瘤，称为恶性变，如结肠腺瘤性息肉可恶变为腺癌。而个别的恶性肿瘤如黑色素瘤，有时由于机体免疫力增强等原因，可以停止生长甚至完全自然消退。又如见于少年儿童的神经母细胞瘤的瘤细胞有时能发育成为成熟的神经细胞，有时甚至转移灶的瘤细胞也能继续分化成熟，使肿瘤停止生长而自愈。

表 1-1　良性肿瘤与恶性肿瘤的区别

	良 性 肿 瘤	恶 性 肿 瘤
组织分化程度	分化好，异型性小，与原有组织的形态相似	分化不好，异型性大，与原有组织的形态差别大
核分裂	无或稀少，不见病理核分裂象	多见，并可见病理核分裂象
生长速度	缓慢	较快
生长方式	膨胀性和外生性生长，前者常有包膜形成，与周围组织一般分界清楚，通常可推动	浸润性和外生性生长，前者无包膜，一般与周围组织分界不清楚，通常不能推动，后者每常有浸润性生长
继发改变	很少发生坏死、出血	常发生出血、坏死、溃疡形成等
转移	不转移	常有转移
复发	手术后很少复发	手术等治疗后较多复发
对机体影响	较小，主要为局部压迫或阻塞作用。如发生在重要器官也可引起严重后果	较大，除压迫、阻塞外，还可以破坏原发处和转移处的组织，引起坏死出血合并感染，甚至造成恶病质

肿瘤如何命名

　　良性肿瘤一般称为"瘤"，恶性肿瘤来自上皮组织者称为"癌"，来自间叶组织者称为"肉瘤"。某些恶性肿瘤因为习惯上的称谓也可称"瘤"或"病"，如恶性淋巴瘤、精原细胞瘤、白血病、霍奇金病等。

　　人体任何部位、任何组织、任何器官几乎都可发生肿瘤，因此肿瘤的种类繁多，命名也复杂。一般根据其组织发生即组织来源命名。各种肿瘤可以在"瘤""癌"或"肉瘤"之前冠以所在部位（器官）和（或）组织（细胞）的名称，例如肺癌、肝癌、胃癌等。同一器官可能有不同的组织细胞肿瘤，如肺癌包括鳞状上皮癌、腺癌和未分化型癌等；肝癌包括肝细胞癌、胆管细胞癌和来自其他器官转移癌等；

甲状腺癌包括乳头状癌、滤泡型癌、未分化癌和髓样癌等。因此，诊断治疗时不仅要确定肿瘤的部位，而且应尽量了解其组织学分类。目前医学发展迅速，有时还应了解肿瘤的分子分型，通俗地讲就是要了解肿瘤的基因是什么样的。

肿瘤对人体的影响

肿瘤因其良、恶性不同对人体的影响也不同。

1. 良性肿瘤 因其分化较成熟，生长缓慢，停留于局部，不浸润，不转移，故一般对机体的影响相对较小，主要表现为局部压迫和阻塞症状。其影响的发生主要与其发生部位和继发变化有关。如体表良性瘤除少数可发生的局部症状外，一般对机体无重要影响；但若发生在腔道或重要器官，也可引起较为严重的后果，如消化道良性肿瘤（如突入肠腔的平滑肌瘤），有时引起肠梗阻或肠套叠；颅内的良性瘤可压迫脑组织，阻塞脑室系统而引起颅内压升高和相应的神经系统症状。良性肿瘤有时可发生继发性改变，亦可对机体带来程度不同的影响，如肠的腺瘤性息肉、膀胱的乳头状瘤等表面可发生溃疡而引起出血和感染。此外，内分泌腺的良性肿瘤则常因能引起某种激素分泌过多而产生全身性影响，如垂体前叶的嗜酸性腺瘤可引起巨人症或肢端肥大症；胰岛细胞瘤分泌过多的胰岛素，可引起阵发性血糖过低等。

2. 恶性肿瘤 恶性肿瘤由于分化不成熟、生长较快，浸润破坏器官的结构和功能，并可发生转移，因而对机体的影响严重。恶性瘤除可引起与上述良性瘤相似的局部压迫和阻塞症状外，发生于消化道者更易并发溃疡、出血，甚致穿孔，导致腹膜炎，后果更为严重。有时肿瘤产物或合并感染可引起发热。肿瘤浸润、压迫局部神经还可引起顽固性疼痛等症状。恶性肿瘤的晚期患者，往往发生恶病质，可致患者死亡。恶病质是指机体严重消瘦、无力、贫血和全身衰竭的状态，其发生机制尚未完全阐明，可能由于食欲缺乏，进食减少、出血、感染、发热，或因肿瘤组织坏死所产生的毒性产物等引起机体的代谢紊乱所致。此外，恶性肿瘤的迅速生长，消耗人体大量的营养物质，以及由于晚期癌瘤引起的疼痛，影响患者的进食及睡眠等，也是导致恶病质的重要因素。近年来发现巨噬细胞产生的肿瘤坏死因子可降低食欲和增加分解代谢，与恶病质的发生有一定关系。

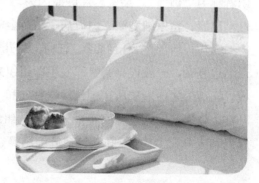

由于肿瘤的产物或异常免疫反应或其他不明原因，还可引起神经、消化、

造血、骨关节、肾及皮肤等系统发生一些病变和临床表现。这些表现不是由原发肿瘤或转移灶所在部位直接引起的，而是通过上述途径间接引起，故称为副肿瘤综合征。有时这些综合征可以表现得非常明显而造成严重后果。认识此种综合征的意义在于它可能是一些隐匿肿瘤的早期表现，可由此而发现早期肿瘤。再者不要误认为这些系统的改变是由肿瘤转移所致，而放弃对肿瘤的治疗。与之相反，如肿瘤治疗有效，这些综合征可减轻或消失，因此有十分重要的临床意义。

恶性肿瘤的分期

目前国际上通用的分期方法是 TNM 分期系统。T 是指原发肿瘤的大小、范围，N 是指离原发肿瘤最近的那些淋巴结的转移范围，M 是指是否存在远处的转移。这三方面内容加上数字表明恶性病变的程度，如 T_1、T_2、N_1、M_0、M_1 等，三个方面组合起来再分为 Ⅰ、Ⅱ、Ⅲ、Ⅳ期。Ⅰ期最早，Ⅳ期最晚，一般来讲，Ⅰ期就是我们常讲的早期，Ⅳ期是我们常讲的晚期。通常，早期肿瘤是有希望治愈的，一般以手术治疗为主，术后进行辅助化学治疗和放射治疗，晚期肿瘤也并不意味着没有治疗的价值，可以通过化学疗法、放射治疗和分子靶向治疗等综合治疗的手段延长患者的生存期并提高生活质量。随着医学的进步，肿瘤治疗的手段已经越来越先进，肿瘤的治疗水平已经得到了极大的提升。

（徐　龙）

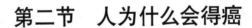

第二节　人为什么会得癌

癌变主要源于基因

很多人都会问，人为什么会得癌呢？这是一个很难回答的问题。人体其实是由一个个细胞组成的整体。每个细胞执行自己的功能，形成不同的器官，有序地生长分裂，从而构建不同组织的"图纸"，就是基因。

从医学上讲，只有查出癌细胞，才可以诊断这个人患癌症了。有人说，人体内都有癌细胞，只不过没发展起来。这种说法并不正确。现在医学家所说的人体

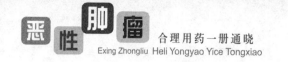
内都有原癌基因，绝对不是说人人体内都有癌细胞。

原癌基因主管细胞分裂、增殖，人的生长需要它。同时，人体里还有抑癌基因。平时，原癌基因和抑癌基因维持着平衡，但在致癌因素作用下，原癌基因的作用增强会变大，而抑癌基因却变得弱小。因此，致癌因素是启动癌细胞生长的"钥匙"，主要包括精神因素、遗传因素、生活方式、某些化学物质等。多种因素一起作用，才能启动"癌症程序"；致癌因素越多，启动机会越大。

我们还无法破解所有致癌因素，因此还无法完全攻克癌症。

肿瘤细胞由正常细胞衍生而来，经过很多年才长成肿瘤。正常细胞脱离正常生长发育轨道，自行设定增殖速度，累积到10亿个以上我们才会察觉。癌细胞的增殖速度用倍增时间计算，1个变2个，2个变4个，以此类推。比如，胃癌、肠癌、肝癌、胰腺癌、食管癌它们体积长大1倍的时间平均是33天；乳腺癌体积长大1倍的时间约40天。由于癌细胞不断倍增，所以癌症越往晚期进展得越快。

 ## 致癌因素有哪些

迄今为止，动物实验证明化学致癌物已逾千种，与人类癌症密切有关的有30多种，例如烟草的烟雾，烟熏和烧烤食品中含有的多环芳烃，与肺癌和胃癌发生有关。芳香胺类如乙萘胺、联苯胺等，与印染工人和橡胶工人的膀胱癌发生有关。食品添加剂如奶油黄等，在动物实验中可引起大白鼠发生肝癌。霉变的食品中黄曲霉素 B_1 可诱发肝癌。食品中亚硝胺含量高可诱发胃癌和食管癌。

电离辐射（X线、放射性核素）、紫外线、热辐射和异物等物理因素也可以诱发癌症。第二次世界大战中，日本长崎和广岛受原子弹爆炸影响的幸存居民中，白血病发病率明显增高，肺癌、甲状腺癌和乳腺癌等的发病率亦较高。日光中紫外线长期过度照射可引起皮肤癌。

1908年，有学者证明鸡白血病可以由不含细胞的滤液中一种因子引起，现已知这种滤过性因子就是病毒。1947年，有学者在罗斯肉瘤细胞中观察到病毒颗粒，

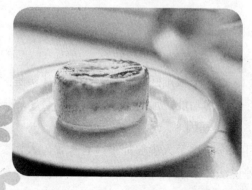

称为罗斯肉瘤病毒，这是经过证实的第一株动物肿瘤病毒。目前已发现600多种动物肿瘤病毒。在人类，已知Ⅰ型人T细胞白血病病毒（HTLV-Ⅰ）与成年人T细胞淋巴瘤（白血病）有关；某些亚型乳头状瘤病毒和疱疹病毒与子宫颈癌有关；乙型肝炎病毒与肝癌有关；EB病毒与鼻咽癌及某些类型淋巴瘤(伯

基特淋巴瘤、霍奇金病、NK/T 细胞淋巴瘤）有关。除病毒外，某些寄生虫也与癌症发生有关，例如日本血吸虫与结肠癌、埃及血吸虫与膀胱癌、中华支睾吸虫与胆管细胞癌均有一定的关系。

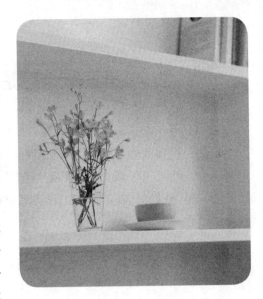

　　除了环境因素外，某些内在因素与人类某些癌症的发生有关，包括遗传因素、性别和年龄因素、种族因素、内分泌因素和机体免疫状态因素等。

　　平常人们总爱说什么东西致癌，其实，我们还不能说只要不吃什么就不会得癌，或者接触什么就会得癌。但有一些不健康的生活方式是应该杜绝的，比如吸烟、嗜酒、作息不规律、缺乏运动、饮食过于油腻等都应该避免。

　　战胜癌症最重要的是早发现，早期癌症大都可以治愈。为此，我们一是要定期体检，再者身体出现不舒服就要看病。

癌细胞怎么转移

　　癌细胞是非常"活跃"的细胞，它会跑到它可能到达人体的任何地方，而路径主要有三条：淋巴转移一般最早，因此进行肿瘤切除时，要进行淋巴结清扫；放射治疗除了照射原发肿瘤病灶外，还要照射周围淋巴结。淋巴系统遍布周身，是癌细胞转移的理想及首选通道。淋巴转移往往由近及远，如乳腺癌首先转移到同侧腋窝淋巴结，之后转移到锁骨上、下淋巴结，甚至对侧腋窝淋巴结。第二条转移途径是直接侵入血管或经淋巴管进入血管的癌细胞，会随血流到达其他部位如肺、脑、肝和骨等，这就是血行转移。胃肠道癌常转移至肝和肺，乳腺癌、肾癌、骨肉瘤等常转移到肺，肺癌易转移至脑，前列腺癌易转移到骨。化学治疗就是为了避免癌细胞通过血行转移，而用药"沿途"消灭癌细胞。第三条转移途径比较少，就是种植转移。癌细胞如果从肿瘤表面脱落，"掉"在胸腔、腹腔和脑脊髓腔等处，就会"生根发芽"。发生地一般在这些空腔的下部，如肋膈角、直肠膀胱窝、颅底等处。

（徐　龙）

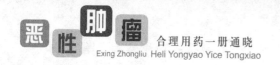

第三节　癌是可以预防的

癌症是机体和外界环境因素长期相互作用的结果，世界卫生组织癌症专业委员会认为，通过卫生教育计划和通过预防已知的致癌因素，约 1/3 的癌症是可以预防的。自 20 世纪 80 年代初，预防医学和社会性医学的专家就提出了癌症三级预防的概念。

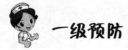 **一级预防**

又称病因预防。是以预防癌症的发生为目标，而不是通过治疗来消除癌症。采取预防措施，并针对健康机体，采取加强环境保护、适宜饮食、适宜体育，以增进身心健康。预防的方法可通过行政命令和法律条文严格规定，以保护个人和社会免遭致癌因素的危害，例如在公共场所禁止吸烟；也可利用电台、电视、报刊等广泛宣传癌症危害，普及癌症防治知识，使公众正确认识癌症，树立癌症可防可治的正确观念，建立安全健康的生活方式。

我们建议应该养成合理健康的生活习惯。

1. **合理安排饮食**　俗话说病从口入，预防癌症首先应该从饮食方面多加注意。合理的膳食可能对大部分癌都有预防作用，特别是植物类型的食品中存在各种各样的防癌成分，这些成分几乎对所有癌的预防均有效果。美国饮食、营养及癌委员会（DNC）的调查表明：结肠癌、乳腺癌、食管癌、胃癌及肺癌是最有可能通过改变饮食习惯而加以预防的。每天的饮食结构中植物性食物，如蔬菜、水果、谷类和豆类应占到 2/3 以上。建议每天应吃 400 ~ 800g 新鲜水果蔬菜，绿叶蔬菜、胡萝卜、土豆和柑橘类水果防癌作用最强；每天吃 600 ~ 800g 各种谷物、豆类、植物类根茎，加工越少的食物越好。少吃精制糖。每天吃红肉（牛、羊、猪肉）不应超过 90g。最好是吃鱼和家禽以替代红肉。少吃高脂食物，特别是动物性脂肪。选择恰当的植物油并节制用量。不要食用被污染的食物，如被污染的水、农作物、家禽鱼蛋，发霉的食品等，要防止病从口入。花生、大豆、米、面粉、植物油等发霉后产生的黄曲霉素即是一种强烈的致癌（特别是原发性肝癌）物质。熏制或腌制的食物，如熏肉、咸肉、咸鱼、腌酸菜、腌咸菜等，这些食物中含有可能导致胃癌和食管癌的化学物质也应该少食用为好。

2．控制体重，避免过轻或过重　以体重指数（BMI）公式来衡量，成年后体重增幅不应超过 5kg（表 1-2）。体重指数的计算公式为 BMI= 体重（kg）/[身高（m）× 身高（m）]。纳维奥斯陆大学的最新研究成果显示，人体内脂肪增多是致癌的一个重要因素。脂肪组织可产生 10 ～ 20 种活性物质，其中一些是荷尔蒙类物质，而这些荷尔蒙物质都是伴随癌症而出现的物质。约 10% 的癌症与人体内脂肪组织增多有必然关联。

表 1-2　成年人 BMI 数值标准

体重指数	男　性	女　性
过　轻	＜ 20	＜ 19
适　中	20 ～ 25	19 ～ 24
过　重	25 ～ 30	24 ～ 29
肥　胖	30 ～ 35	29 ～ 34
非常肥胖	＞ 35	＞ 34

3．坚持体育锻炼　有实验研究证明：适宜的体育锻炼有助于增强抵抗力和减少癌症的发生。经常参加体育锻炼促进新陈代谢，加强消化和吸收，有利于体能增加。而体能的提高正是抗癌的关键。加强体育锻炼，增强体质，多在阳光下运动，多出汗还可将体内酸性物质随汗液排出体外，避免形成酸性体质。但要注意不要过度暴晒，阳光中的紫外线可导致皮肤癌的发生，并可能降低人体的免疫力。如果工作时很少活动或仅有轻度活动，每天应有约 1h 的快走或类似的运动量。每周至少还要进行 1h 出汗的剧烈活动。

4．有良好的心态应对压力，劳逸结合，不要过度疲劳　压力是重要的促癌诱因，中医学认为压力导致过劳体虚从而引起免疫功能下降、内分泌失调，体内代谢紊乱，导致体内酸性物质的沉积；压力也可导致精神紧张引起气滞血瘀、毒火内陷等。

5．生活要规律，加强防癌健康教育　生活不规律的人，如彻夜唱卡拉OK、打麻将、夜不归宿等生活无规律，都会加重体质酸化，容易患癌症。研究已证明吸烟与喝酒会大大增加致癌的机会，吸烟主要引起肺、咽、喉及食管部癌肿，在许多其他部位也可使其发生肿瘤的危险性增高。浓度高的酒精会刺激

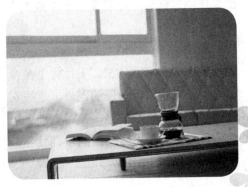

口腔、食管壁和胃壁的上皮细胞并引发癌变。养成良好的生活习惯，提高对癌症的认识和自我保健能力，不吸烟、不酗酒，不食用在常温下存放时间过长、可能受真菌毒素污染的食物，不用洗衣粉擦洗餐具、茶具或洗食物，不用有毒的塑料制品（含聚氯乙烯）包装食物，室内勤通风，装修过的房子等到室内的油漆味、胶水味、新家具的气味消失后再入住，使各种罹患癌症疾病的风险远离自己。

6.**其他** 如职业、环境、感染、药物等。因职业和环境的原因而接触一些化学物质可能导致不同部位的肿瘤。例如石棉（肺癌）、苯胺染料（膀胱癌）、苯（白血病）。切勿滥用药物及放射线检查，尤其是妊娠期妇女的诊断性照射，以防白血病、骨肉瘤、皮肤癌等的发生。

二级预防

其目标是防止初发疾病的发展。任务包括针对癌症症状做到"三早"（早期发现、早期诊断、早期治疗）以阻止或减缓疾病的发展。不仅能减少治疗费用，而且能显著提高治愈率，降低病死率。早期发现的最主要方法就是防癌普查。此外，还推荐定期体格检查和自我检查。

1.**无症状人群的监测** 每个人体内都有癌的基因细胞，但是，不一定每个人都会得癌症。但当免疫功能低下的时候，就有可能增加患癌风险。有肿瘤家族史的人最好1年检查2次身体；健康人则建议每年查1次。有子宫糜烂的妇女，定期检查并及时治疗，防止癌变。有阴茎包皮过长的成年人或儿童，要及时切除，防止阴茎癌。对30岁以上妇女应推行乳房自我检查，40岁以上妇女应至少每年做1次临床检查，50岁以上妇女应每年进行临床及必要时的X线摄影筛查。对于乳腺癌的高危人群（30岁以上初孕、13岁以前月经初潮、55岁以后绝经、肥胖、高脂膳食者）应特别注意。40岁以上人群每年进行1次直肠指检，50岁以上人群，特别是家族肿瘤史、家庭息肉史、息肉溃疡史及结肠直肠癌史者，应每年进行1次大便隐血试验；每隔3～5年做1次肠镜检查。

2.**有症状人群的监测** 由于人体所患的恶性肿瘤约75%以上发生在身体易于查出和易于发现的部位，重视常见恶性肿瘤的癌症信号，及时主动去医院检查，有利于恶性肿瘤的早期发现，早期诊断，早期治疗。

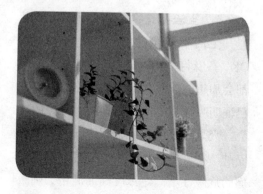

皮肤、乳腺、舌或者身体任何部位发现可以触及的、不消退的、且有逐渐长大趋势的肿块。吞咽不适，胸骨后食管内感觉异常、微痛或哽噎。月经期以外或绝经期以后的阴道出血。持续性干咳，痰中带血丝和声音嘶哑。大、小便习惯的改变。久治不愈的伤口或溃疡以及不明原因的消瘦等均可能是癌症的警告信号。

三级预防

又称临床预防或康复预防。是以防止病情恶化、防止残疾为目标。其方法是通过多学科综合诊断和治疗，正确选择合理的诊疗方案，为能够治愈的患者提供根治性治疗，以达到治愈的目的；为已无法治愈的患者提供姑息治疗和临终治疗，以消除痛苦、恢复体力、延长生存时间、改善生活质量甚至重返社会。

（季发和）

第四节　癌有可能治愈

很多人认为癌症是不治之症，治疗会带来很大痛苦，在确诊癌症之后，每一寸光阴都像是倒计时，充满了恐惧和绝望。这些不良认知不仅削弱了癌症患者治疗的信心，甚至影响治疗的疗效和预后。

"癌症是不治之症"的认识在人们心中根深蒂固，究其原因主要有以下几个方面：第一，是历史原因。直到 20 世纪 50 年代以前人们对癌症的认识还很浅薄，治疗上除手术切除外缺乏有效的综合治疗手段，导致当时癌症患者的病死率很高。第二，是癌症本身原因。癌症起源于正常细胞，在某些生物学特征上又类似于正常细胞，但不同于正常细胞的是癌细胞会转移和复发，给治疗带来了很大难度。目前癌症已成为威胁人类生命健康的第一杀手，其发病年龄逐渐年轻化，发病率逐年上升，这些都是引起人们恐癌的原因。第三，是部

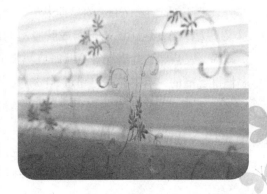

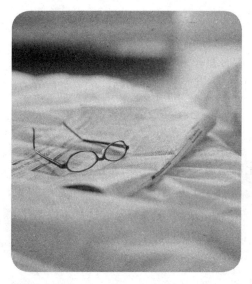

分文学作品及媒体的误导。在部分文学和影视作品中癌症常常扮演悲剧的始作俑者,甚至把癌症冠以"绝症"的字眼。给人造成了极不正确和极坏的误导。事实上,癌症并不像人们认为的那样是不治之症,也不像人们想象的那么不可战胜,癌症是可防可治愈的。世界卫生组织在 20 世纪 80 年代就明确指出 1/3 的癌症如能早期诊断是可以治愈的。

医学的发展日新月异,目前肿瘤领域的诸多新发现、新进展为癌症实现成为慢性病的转变创造了条件,让癌症不再那么可怕。①第一个癌症疫苗成功研发使宫颈癌因此成为第一个可被预防的癌症。②诸多致癌病毒被发现:癌症可治愈的实现与医学领域的重要发现有关。科学家已经确定肝癌的发病与乙型肝炎病毒(HBV)、宫颈癌与人类乳头状瘤病毒(HPV)、鼻咽癌与 EB 病毒、胃癌与幽门螺杆菌(HP)感染之间的关系,这些发现让人类在正常细胞发展为癌之前有了提前干预的时间。③早期检查手段更先进:癌症的可治愈性很大程度上取决于是否早期发现。更早期、更科学的检查方式让我们有了更好的知情权——乳腺钼靶 X 线、基因筛查等检查手段使人类可以抢先一步改写自己的健康命运。④癌症的临床治疗更精准有效:治疗模式的改变从以前采取的"宁可错杀一百,不可放过一个"的粗放式治疗到如今随着分子靶向类药物的普遍使用减少了对正常细胞的伤害,使治疗过程更精准,同时提高了癌症患者的治疗效果和生活质量。⑤生活方式的改变可以预防癌症:戒烟和减重已被证明可预防癌症的发生。癌症本身也正在成为一种需要与之长期共存的慢性疾病。目前认为已经有很多的癌症疾病可以达到治愈的水平,可以与人类和平共处。

1. 恶性淋巴瘤　50% 的早期淋巴瘤患者能被治愈。早期发现对淋巴瘤的治疗意义重大。当发现颈部、腋窝或腹股沟的淋巴结肿大,还有咳嗽、呼吸急促、体重减轻、发热、过量出汗等症状时应早期监测。随着近年来靶向治疗药物的问世,恶性淋巴瘤的 5 年生存率已超过 50%。其中早期霍奇金病的治愈率达到 80% 以上。作为全球唯一治疗 B 细胞淋巴瘤的单克隆抗体利妥昔单抗是治疗非霍奇金淋巴瘤里程碑式的生物靶向药物。

2. 大肠癌　对早期发现的肠癌来说,治愈率可高达 80% 以上。而且,手术的创伤也不大,对于非常早期发现的肿瘤,腹腔镜手术就可以完成。目前,K-ras

基因检测是医师了解大肠癌患者癌基因状况最直接、最有效的方法，还可以筛选出抗 EGFR（表皮生长因子受体）单克隆抗体靶向治疗有效的大肠癌患者，实现大肠癌病人的个体化治疗，从而延长患者生存期。

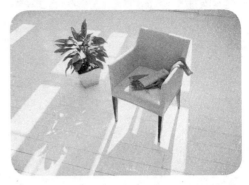

3. 肺癌　肺癌是全球第一大恶性肿瘤。肺癌之所以是"杀伤力最大的肿瘤"就是因为它通常很难早期被发现。一旦出现明显的刺激性咳嗽、痰中带血或咯血、胸痛、气短等症状到医院就诊时，往往已属中、晚期。80% 以上的肺癌和吸烟有关系，预防肺癌就要从根源上减少肺污染。随着医学影像技术的进步，采用胸部低剂量螺旋 CT 扫描的方法，有助于及时发现早期肺癌。早期肺癌如果及时手术治疗，5 年和 10 年生存率已达 85% 和 50% 以上。随着对肿瘤生物学认识的逐步加深，分子靶向治疗药物已成为全球非小细胞肺癌治疗领域的亮点。已经成功用于非小细胞肺癌治疗的靶向药物有：特罗凯、易瑞沙、爱必妥、贝伐单抗等。

4. 宫颈癌　宫颈癌是最容易被治愈的癌症。如果能够早期发现，治愈率几乎可以达到 100%。而且，目前世界上第一个成功研发的癌症疫苗就是宫颈癌疫苗。宫颈癌的高治愈率无疑让人类对战胜癌症的事业充满了更大的信心。

5. 乳腺癌　乳腺癌是不仅威及生命还让女人面临性别特征的残缺问题，是身体和心理杀伤力很大的恶性肿瘤。但现在乳腺癌已成为治愈率最高的癌症之一，成为最适合个体化治疗的癌症。属于 HER-2 阳性（过表达或扩增）类型的乳腺癌，利用曲妥珠单抗治疗会明显提高患者的治愈率。而对于表达雌激素受体（ER）和（或）孕激素（PR）的乳腺癌患者进行包括内分泌治疗在内的综合治疗能最大限度地提高患者的生存率。

6. 急性早幼粒细胞白血病　在疾病早期就常有较广泛的出血倾向，急性早幼粒细胞白血病曾是急性白血病中非常凶险的一个类型。但随着全反式维 A 酸、三氧化二砷等药物的出现，这种急重病 5 年无病生存率已经超过了 90%，实现了"人类历史上第一种可基本治愈的急性髓细胞白血病"的伟大突破。

（季发和）

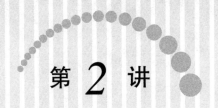

第 2 讲

化学治疗——抗癌利刃

化学治疗是一种用药物治疗癌症的方法。这些药物常被称为化学治疗药或抗癌药，能直接破坏和杀伤癌细胞。化学治疗至今仍然是在肿瘤内科中占主导地位的、无法替代的基本治疗方法。化学治疗发展的历史也就是肿瘤内科学发展的历史。我国肿瘤化学治疗事业，自近 30 年来，许多科研人员与临床医师密切配合，对恶性肿瘤进行了广泛深入的研究，不断介绍引进国外化学治疗技术，总结出了许多具有我国特点的成果和经验。最近 10 年，随着对药物作用机制的亚细胞水平、分子水平的研究，抗癌新药的发现，联合用药和用药途径的改变等，化学治疗在临床上已取得了令人振奋的进展。本讲就化学治疗的原理、化学治疗药物的分类、化学治疗的临床应用及化学治疗毒副作用等进行多方面的探讨，使广大读者了解到最科学、最先进的化学治疗相关知识。

第一节　什么是化学治疗

化学治疗是一种用药物治疗癌症的方法。这些药物常被称为化学治疗药或抗癌药，能直接破坏和杀伤癌细胞。可以毫不夸张地说，没有抗肿瘤药物就没有肿瘤化学治疗。近 50 年来，由于抗肿瘤药物治疗的迅速发展和临床治疗观念的更新，化学治疗已取得很多重大成果，成为根治肿瘤的方法之一。

化学治疗的原理

为什么得了肿瘤要进行化学治疗呢？化学治疗到底有什么作用呢？

化学治疗是为了解决恶性肿瘤在发生、发展的过程中出现转移的问题。目前公认多数肿瘤是单克隆起源，即恶性肿瘤是由 1 个癌变细胞演化而来。这个癌变细胞作为母体细胞不断增殖，产生子细胞，使得癌细胞群体随之增大。在癌细胞群体中，往往会产生出变异的群体或细胞亚群，它们除继承了母体细胞的特性外还具有新的特征，显示出更为恶劣的生物学行为，侵袭性和转移能力明显增加。医学上把癌瘤母体中有着不同特性的癌细胞称为肿瘤的异质性，是肿瘤治疗中的最大障碍。肿瘤不仅可从局部出发，沿着组织间隙向周围组织或器官伸出"蟹爪"，呈浸润性生长来扩大地盘，而且部分癌细胞由于异质性，可以挣脱束缚，脱离癌瘤母体，沿着淋巴系统或血液循环就像脱缰野马叛逆而去，窜到机体的其他组织或器官内"安营扎寨"，形成转移病灶。肿瘤细胞在尚未成为转移结节前，病人无任何临床表现，常规检查方法如 X 线、B 超、CT 等，甚至常规病理检查也难以发现。此时把它们称为微小转移灶（或亚临床

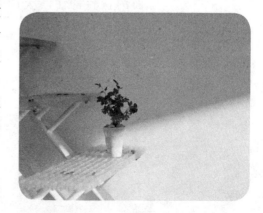

灶）。以后在适宜的环境下，微小转移灶获得新生血管的支持就逐步发展成为一个个临床病灶，产生症状，并能被临床查出，威胁病人生命。癌肿一旦转移，则表示肿瘤已经不再局限于原发部位，有发展为全身转移瘤的可能，使病情进入晚期，预后不良。所以，转移被视为恶性肿瘤的一个重要标志，也是癌症死亡的主要原因。不论手术或放射治疗均不能解决癌症的转移问题，而化学治疗在于强调全身性治疗肿瘤病人，为治疗全身亚临床微小转移灶提供了有力的武器。

 ### 化学治疗的疗效

化学治疗肿瘤已取得良好的疗效。①经化学治疗可能治愈的肿瘤：绒毛膜上皮癌、霍奇金淋巴瘤、中度和高度恶性非霍奇金淋巴瘤、睾丸肿瘤、肾母细胞瘤、胚胎性横纹肌肉瘤、尤因肉瘤、神经母细胞瘤、急性淋巴细胞白血病（小儿）、急性粒细胞白血病等；②能提高生存率的肿瘤：乳腺癌、低度恶性非霍奇金淋巴瘤、小细胞肺癌、子宫内膜癌、前列腺癌、慢性粒细胞白血病、慢性淋巴细胞白血病、急性白血病（成年人）；③化学治疗能看到客观疗效的肿瘤：骨肉瘤、甲状腺癌、头颈部肿瘤、胃癌、软组织肉瘤、恶性黑色素瘤、恶性神经胶质瘤、膀胱癌；④化学治疗效果差的肿瘤：非小细胞肺癌、食管癌、大肠癌、肝细胞癌、宫颈癌、肾上腺癌。

（屈淑贤）

第二节　常用化学治疗药物

肿瘤化学治疗始于 20 世纪 40 年代，到了 50 年代以后，随着通过以动物大规模筛选化学治疗药物先后发现了不少有效的药物，使肿瘤化学治疗学得到了发展。肿瘤化学治疗在 20 世纪 60 年代人们开始认识肿瘤组织动力学及化学治疗药药代动力学的重要性。到了 20 世纪 70 年代，更多的肿瘤有了比较成熟的化学治疗方案，80 年代后人们开始进一步研究如何以生物反应修饰剂等药物来提高化学治疗药疗效，并探索肿瘤对化学治疗药产生耐药性而使化学治疗药物失败的原因。目前，在肿瘤治疗中进步最快的当属是化学治疗，随着对药物作用机制的亚细胞水平、分子水平的研究，抗癌新药的发现，联合用药和用药途径的改变等，化学治疗在临床上已取得了令人振奋的进展。化学治疗从当初的作为一种姑息疗法或者辅助治疗，到现今已经发展成为一种根治性的方法和手段。

化学治疗药物是对病原微生物、寄生虫、某些自身免疫性疾病、恶性肿瘤所致疾病的治疗药物。化学治疗药物可杀灭肿瘤细胞。这些药物能作用在肿瘤细胞生长繁殖的不同环节上，抑制或杀死肿瘤细胞。化学治疗药物治疗是目前治疗肿瘤的主要手段之一。

按照药物对细胞增殖动力学影响的不同化学治疗药物分为细胞周期特异性药物和细胞周期非特异性药物。按照药物的来源和化学结构，化学治疗药物又可分为烷化剂、抗代谢药、抗癌抗生素、植物类、激素类和杂类等几类。本讲对目前临床常用的化学治疗药物进行简单介绍。

1. 烷化剂　烷化剂属于细胞毒类药物，直接作用于 DNA 上导致肿瘤细胞死亡，抗肿瘤活性强。但是，这类药物在抑制增生活跃的肿瘤细胞的同时，对增生较快的正常细胞，如骨髓系细胞，胃肠道黏膜上皮细胞等也同样产生明显抑制作用导致发生较严重的恶心、呕吐、骨髓抑制等毒副作用。临床此类药物对慢性白血病、恶性淋巴瘤、霍奇金淋巴瘤、多发性骨髓瘤、肺癌、乳腺癌和卵巢癌具有疗效。

（1）卡莫司汀：本品及其代谢物可通过烷化作用与核酸交链，亦有可能因改变蛋白质而产生抗癌作用。临床适应证主要有：①本品脂溶性强，可进入脑脊液，常用于脑部原发肿瘤（如成胶质细胞瘤）及继发肿瘤；②治疗实体瘤，如与氟尿嘧啶合用治疗胃癌及直肠癌，与甲氨蝶呤、环磷酰胺合用治疗支气管肺癌；③治疗霍奇金淋巴瘤。临床常用量为每日 100mg/m²，连用 2～3d，6~8 周后如血象正常，可重复使用；也有静脉滴注，每 6～8 周 1 次，200mg/m²，溶于 0.9% 氯化钠注射液或 5% 葡萄糖注射液。常见药物毒副反应主要有：①注射部位可产生血栓性静脉炎；②大剂量应用可产生脑脊髓病；③长期治疗可产生肺间质炎或肺纤维化，有时 1～2 个疗程后即可能出现肺部并发症；④消化道不良反应如恶心、呕吐等。此外，该药物还有致畸胎的可能。

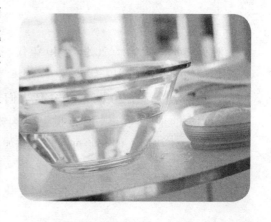

（2）环磷酰胺：本品在体外无抗肿瘤活性，进入体内后先在肝脏中经微粒体功能氧化酶转化成醛磷酰胺，而醛酰

胺不稳定，在肿瘤细胞内分解成酰胺氮芥及丙烯醛，酰胺氮芥对肿瘤细胞有细胞毒作用。环磷酰胺是双功能烷化剂及细胞周期非特异性药物，可干扰 DNA 及 RNA 功能，尤以对前者的影响更大，它与 DNA 发生交叉联结，抑制 DNA 合成，对 S 期作用最明显。临床用于

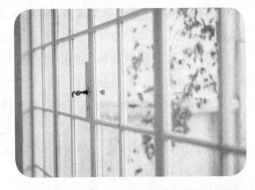

恶性淋巴瘤、多发性骨髓瘤、白血病、乳腺癌、卵巢癌、宫颈癌、前列腺癌、结肠癌、支气管癌、肺癌等，有一定疗效。也可用于类风湿关节炎、儿童肾病综合征以及自身免疫疾病的治疗。

（3）异环磷酰胺：本品在体外无抗癌活性，进入体内被肝脏或肿瘤内存在的磷酰胺酶或磷酸酶水解，变为活化作用型的磷酰胺氮芥而起作用。其作用机制为与 DNA 发生交叉联结，抑制 DNA 的合成，也可干扰 RNA 的功能，属细胞周期非特异性药物。本品抗瘤谱广，对多种肿瘤有抑制作用，临床主要适用于软组织肿瘤、睾丸肿瘤、恶性淋巴瘤、肺癌、乳腺癌、卵巢癌、宫颈癌及儿童肿瘤。

2. **抗代谢药**　它们的化学结构和核酸代谢的必需物质类似，通过干扰 DNA 和 RNA 的合成阻止细胞的分裂和增殖。其作用方式可分为两类：其一，竞争同一代谢途径中的酶系进而减少或取消代谢物的生成；其二，以"替身"的身份参与生化反应，生成无生物活性的产物致使该合成路径受阻。临床该类药物常用于治疗慢性白血病、乳腺癌、卵巢癌、胃癌和结直肠癌。

（1）氟尿嘧啶：本品为细胞周期特异性药，主要抑制细胞周期 S 期细胞。本品在体内先转变为 5- 氟 -2- 脱氧尿嘧啶核苷酸，后者抑制胸腺嘧啶核苷酸合成酶，阻断脱氧尿嘧啶核苷酸转变为脱氧胸腺嘧啶核苷酸，从而抑制 DNA 的生物合成。此外，通过阻止尿嘧啶和乳清酸掺入 RNA，达到抑制 RNA 合成的作用。氟尿嘧啶（5-FU）抗瘤谱较广，主要用于治疗消化道肿瘤，或较大剂量氟尿嘧啶治疗绒毛膜上皮癌。亦常用于治疗乳腺癌、卵巢癌、肺癌、宫颈癌、膀胱癌及皮肤癌等。

（2）替加氟：是氟尿嘧啶的衍生物，在体内经肝脏活化逐渐转变为氟尿嘧啶而起抗肿瘤作用，在体内干扰、阻断 DNA、RNA 及蛋白质合成，属于抗嘧啶类药物，为细胞周期特异性药物，该药物的化学治疗指数为氟尿嘧啶的 2 倍，但毒性仅为氟尿嘧啶的1/7 ～ 1/4。该药物临床中主要治疗消化道肿瘤，例如胃癌、结肠癌、直肠癌和胰腺癌，也可用于治疗乳腺癌、支气管肺癌和肝癌等。

（3）吉西他滨：是一种破坏细胞复制的二氟核苷类抗代谢物抗癌药，是去氧胞苷的水溶性类似物，对核糖核苷酸还原酶是一种抑制性的酶作用物的替代物，

这种酶在 DNA 合成和修复过程中,对所需要的脱氧核苷酸的生成是至关重要的。本品临床可用于治疗以下疾病:①晚期胰腺癌、晚期非小细胞肺癌、局限期或转移性膀胱癌及转移性乳腺癌的一线治疗;②晚期卵巢癌的二线治疗;③早期宫颈癌的新辅助治疗。本品抗瘤谱广,对其他实体瘤包括间皮瘤、食管癌、胃癌和大肠癌,以及肝癌、胆管癌、鼻咽癌、睾丸肿瘤、淋巴瘤和头颈部癌等均有一定疗效。

3. **抗肿瘤抗生素** 是一类从微生物培养液中提取的,通过直接破坏 DNA 或嵌入 DNA 而干扰转录的抗肿瘤抗生素。抗肿瘤抗生素为细胞周期非特异性药物,临床广泛用于对癌症的治疗。

(1)多柔比星:本品可抑制 RNA 和 DNA 的合成,对 RNA 的抑制作用最强。抗瘤谱较广,对多种肿瘤均有作用,属周期非特异性药物,对各种生长周期的肿瘤细胞都有杀灭作用。主要适用于急性白血病,对急性淋巴细胞白血病及粒细胞白血病均有效,一般作为第二线药物,即在首选药物耐药时可考虑应用此药。恶性淋巴瘤,可作为交替使用的首先药物。乳腺癌、肉瘤、肺癌、膀胱癌等其他各种癌症都有一定疗效,多与其他抗癌药联合使用。

(2)表柔比星:为多柔比星的同分异构体,作用机制是直接嵌入 DNA 核碱对之间,干扰转录过程,阻止 mRNA 的形成,从而抑制 DNA 和 RNA 的合成。此外,表柔比星对拓扑异构酶Ⅱ也有抑制作用。为一细胞周期非特异性药物,对多种移植性肿瘤均有效。与多柔比星相比,疗效相等或略高,但对心脏的毒性较小。临床适应证有急性白血病和恶性淋巴瘤、乳腺癌、支气管肺癌、卵巢癌、肾母细胞瘤、软组织肉瘤、膀胱癌、睾丸癌、前列腺癌、胃癌、肝癌(包括原发性肝细胞癌和转移性)以及甲状腺髓样癌等多种实体瘤。

(3)丝裂霉素:由链霉菌提取,作用与烷化剂相似,抑制 DNA 复制,对 RNA 也有抑制作用,属于细胞周期非特异性药物。该药物静脉注射后能迅速进入细胞内,在肌肉、心、肺、肾中浓度较高。主要在肝代谢,由尿排出。临床上主要用于慢性淋巴瘤、慢性骨髓性白血病、胃癌、结肠癌、直肠癌、肺癌、胰癌、肝癌、宫颈癌、子宫体癌、乳腺癌、头颈部肿瘤及膀胱肿瘤等。

4. **植物类抗癌药** 植物类抗癌药都是植物碱和天然产品,它们可以抑制有丝分裂或酶的作用从而防止细胞再生必需的蛋白质合成。临床上植物类抗癌药常与其他抗癌药联合用于多种恶性肿瘤的治疗。

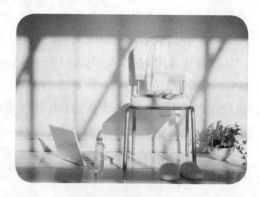

（1）伊立替康：伊立替康是喜树碱的半合成衍生物。喜树碱可特异性地与人体内的拓扑异构酶Ⅰ结合，而拓扑异构酶Ⅰ可诱导可逆性 DNA 单链断裂，从而使 DNA 双链结构解旋。伊立替康及其活性代谢物可与拓扑异构酶Ⅰ-DNA 复合物结合，从而阻止断裂单链的再连接。而哺乳动物细胞不能有效地修复这种 DNA 双链断裂。目前常用

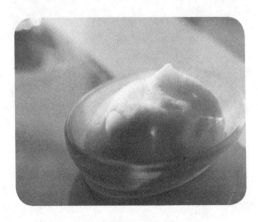

于成年人转移性大肠癌的治疗，对于经含 5-FU 化学治疗失败的患者，本品可作为二线治疗。同时，伊立替康应用于胃癌、食管癌、广泛期小细胞肺癌的多种临床试验正在进行中，就阶段性观察结果来看，有很好的临床适用前景。

（2）长春瑞滨：主要作用是与微管蛋白结合，使细胞在有丝分裂过程中微管形成障碍。长春瑞滨为细胞周期特异性药物，可阻断细胞周期的 G_2/M 期。该药物主要通过肝代谢，对于肾功能异常的患者可用此药，有胆管阻塞的病人应给予减量。临床中长春瑞滨主要用于非小细胞肺癌、乳腺癌、卵巢癌、淋巴瘤等治疗。

（3）紫杉醇：首次是从太平洋红豆杉的树皮中分离到的物质，属于抗微管药物，主要通过促进微管蛋白聚合抑制解聚保持微管蛋白稳定而抑制细胞的有丝分裂。此外，紫杉醇还具有显著的放射增敏作用。适用于卵巢癌和乳腺癌及非小细胞肺癌的一线和二线治疗，也可用于头颈部肿瘤、食管癌、精原细胞瘤以及复发非霍奇金淋巴瘤等。

（4）多西紫杉醇：药物作用机制与紫杉醇相似，抑制微管（microtubules）的解聚而抑制细胞分裂。但在细胞内浓度比紫杉醇高 3 倍，并在细胞内滞留时间长。临床适用范围及用药后不良反应均与紫杉醇类似。

5. 其他杂类　另外一些化学治疗药物具有不同的作用机制，不属于上面几类。其中包括铂类、维 A 酸等。

（1）顺铂和卡铂：顺铂为第一代铂类化合物，卡铂为第二代铂类化合物，两者的生物化征相似，同属细胞周期非特异性药物。主要作用为破坏 DNA 分子，阻止其螺旋解链，干扰 DNA 合成，产生细胞毒作用。两药为广谱抗肿瘤药，主要用于肺癌、卵巢癌、睾丸肿瘤、头颈部鳞癌、膀胱癌、宫颈癌、胸膜间皮瘤、黑色素瘤及子宫内膜癌等，也可用于消化系统肿瘤、肝癌等及放射增效治疗。与其他抗肿瘤药无交叉耐药性，但两者之间有交叉耐药性。由于卡铂在肾毒性、耳毒性、神经毒性尤其是胃肠道反应方面明显低于顺铂，成为近年来广泛受到重视

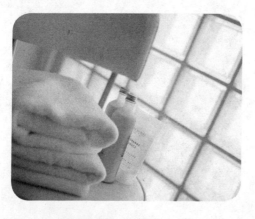

的原因。

（2）奥沙利铂：本品属于新的铂类衍生物，临床常与氟尿嘧啶和亚叶酸（甲酰四氢叶酸）联合应用用于一线治疗转移性结、直肠癌以及辅助治疗原发肿瘤完全切除后的消化道肿瘤。

（3）维 A 酸：又称为维甲酸，它是体内维生素 A 的代谢中间产物，主要影响骨的生长和促进上皮细胞增生、分化、角质溶解等代谢作用。常用于治疗寻常痤疮、银屑病、鱼鳞病、扁平苔藓、毛发红糠疹、毛囊角化病、鳞状细胞癌及黑色素瘤等疾病。

（4）羟基脲：是一种核苷二磷酸还原酶抑制剂，可阻止核苷酸还原为脱氧核苷酸，干扰嘌呤及嘧啶碱基生物合成，选择性地阻碍 DNA 合成，对 RNA 及蛋白质合成无阻断作用。属于细胞周期特异性药，对于 S 期细胞敏感。临床主要适应证为用于治疗恶性黑色素瘤、胃癌、肠癌、乳癌、膀胱癌、头颈部癌、恶性淋巴瘤、原发性肝癌及急、慢性粒细胞白血病。并与放射治疗、化学治疗合并治疗脑瘤。

（季发和）

第三节　可能出现的不良反应

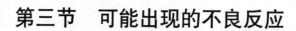

化学治疗毒副反应是由抗肿瘤药物治疗所引起的，由于抗肿瘤药物作用于身体的各个部位，其毒副反应复杂多样。

 ## 化学治疗药物的接触和外渗

化学治疗药物的外渗是指化学治疗药物输注过程中漏出或渗浸到皮下组织中。外渗对机体的影响因药物种类不同、渗出药物量的多少而异。外渗引起严重损伤不仅与药物活性直接作用有关，也与药物的溶解度、输液装置、溶液的pH 等有关。外渗的主要原因有回血引起血液凝固阻塞导管、导管破裂、针尖滑出皮下泵、针头移位、导管移位等。主要危险因素有静脉脆、小、硬化，上腔静脉压迫综合征，淋巴管阻塞引起水肿，外周神经病变，药物引起患者嗜睡或神志改变。

皮肤毒副反应

化学治疗可引起皮肤改变，最常见的毒副反应是皮疹、脱发。主要是由于化学治疗药物直接作用于增殖较快的毛囊和上皮细胞，产生毒性反应，也可由于免疫变化或过敏反应引起。

1. **皮肤色素变化** 化学治疗常引起奇特的色素变化，如局限性病变、独特的色泽和奇异的模式。黑色素细胞对许多化学治疗药物敏感，口腔黏膜和指、趾甲是色素沉着的好发部位。

2. **指、趾甲营养不良** 指、趾甲易出现非特异性损伤。指、趾甲出现横嵴较常见，反映甲母质的周期性损伤；而纵纹或纵嵴提示局灶性甲母质变化。指、趾甲色素沉着极为常见，其发生机制未明。

3. **脱发** 脱发是化学治疗引起的最常见的皮肤毒性反应，脱发与化学治疗药物种类、剂量、剂型、联合化学治疗方案、给药途径等有关。引起明显脱发的药物有多柔比星、柔红霉素、环磷酰胺、依托泊苷、紫杉醇等，尤其是与其他药物联合化学治疗时。静脉内间歇性大剂量给药常引起严重的脱发，而小剂量口服给药很少引起明显脱发。

脱发造成患者的个人形象变化，会影响患者的自尊，尤其是女性患者和十分注重社会形象的患者，脱发常会引起严重的心理和情感障碍、心理创伤，甚至影响进一步化学治疗的实施。因此，化学治疗开始前后应将这一可能发生的不幸事件坦诚地告诉患者，加强宣教，说明脱发是暂时的，可重新长出新发，以便有所心理准备，让患者事先去选购合适的假发备用。

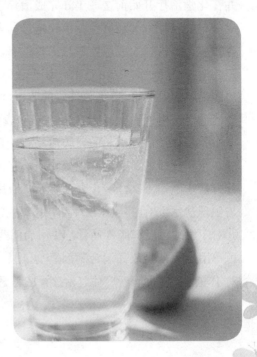

4. **口腔黏膜炎** 口腔是化学治疗引起毒副反应最常见的部位之一。口

腔黏膜炎是抗代谢类药物（如 5-FU、甲氨蝶呤和嘌呤拮抗药）最主要的剂量限制性毒副反应。

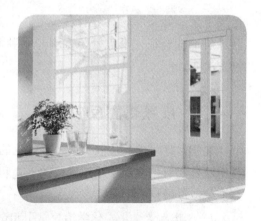

化学治疗引起口腔黏膜炎的确切机制依然不清，主要是因为化学治疗药物直接损伤快速增殖的黏膜上皮细胞，引起黏膜炎症和溃疡，5-FU 引起口腔黏膜炎发生的高峰时间为用药开始后 7～14h。口腔黏膜屏障的破坏是导致细菌等感染的重要原因。骨髓抑制时口腔感染会进一步发展，如牙周脓肿、巨细胞病毒感染、单纯疱疹病毒感染，甚至发展成脓毒血症。

常见的临床表现为口唇、颊、腭部黏膜出现水肿、红斑、溃疡、白色念珠菌等感染。口腔疼痛、口干、吞咽困难常发生在红斑或溃疡之前。严重舌水肿时可引起呼吸道阻塞。

口腔黏膜炎重在预防，一旦发生应加强口腔护理，保持口腔清洁。采用以下处理方法可以减轻口腔黏膜炎的严重程度：①化学治疗前尤其是大剂量化学治疗前，应仔细检查患者口腔状况，明确有无隐性口腔感染、牙龈炎、溃疡、龋齿等，并在化学治疗开始前 7～14d 完成治疗，以免粒细胞减少时因这些潜在病灶发展成脓毒败血症；②最好检测单纯疱疹病毒血清抗体滴度；③化学治疗后应每日检查口腔，压舌板表面应覆着凡士林纱布，以免损伤黏膜，避免用牙刷等硬物清洁口腔；④在静脉注射 5-FU 前，让患者口含碎冰片或冰水持续 30min，可明显减少口腔黏膜的血流量，降低该部位的 5-FU 浓度，减少口腔黏膜炎症的发生率和程度；⑤硫糖铝常用于治疗消化道溃疡，试验表明，它可减少 DDP、5-FU 引起的口腔炎症，用于预防化学治疗引起的口腔溃疡有一定的作用；⑥口腔炎患者应避免进食刺激性、粗糙硬质的、热、酸性等物质，建议进食松软清淡食物；⑦每 3～4 小时用苏打盐水漱口 1 次，防止真菌感染，或用其他无刺激性口腔清洁剂，如过氧化氢与生理盐水混合液等消毒口腔；⑧口腔溃疡较轻时，可用氯己定口腔溃疡贴膜；⑨对中度或重度口腔疼痛者，要用局部药物（利多卡因、硫糖铝、苯海拉明等），可单用这类药物或其混合制剂；⑩口服维生素 E 既可保护黏膜，又能促进愈合。对于重度口腔炎患者应住院治疗，应考虑使用麻醉类药物、镇痛、抗感染、输液、全胃肠道外营养。

过敏反应

使用可能发生过敏反应的化学治疗药物时（表2-1），应准备充分，并掌握对过敏反应的程度进行分级（表2-2），有利于临床观察分析。

表2-1　可引起过敏反应的化学治疗药物

易发生过敏的药物	偶尔发生过敏的药物		
L-门冬酰胺酶	蒽环类药	博来霉素	卡铂
多西紫杉醇	顺铂	氮芥	环磷酰胺
紫杉醇	异环磷酰胺	阿糖胞苷	二氟脱氧
丙卡巴肼	依托泊苷	达卡巴嗪	羟基脲
替尼泊苷	美法仑	甲氨蝶呤	丝裂霉素
	米托蒽醌	长春碱类	巯嘌呤
	干扰素	喷司他丁	

表2-2　过敏反应程度分级

分级	症状及体征
1级	局部反应，荨麻疹＜6cm
2级	荨麻疹累及范围广，多发，但＜6cm，或严重的局限性荨麻疹＞6cm
3级	严重支气管痉挛，呼吸困难，胸闷，咳嗽，寒战，呕吐，心动过速，躁动不安
4级	过敏反应，严重低血压，休克，或上述任何症状合并有低血压和休克(心源性)

心脏毒性反应

目前使用的抗癌药中，不少可引起心脏毒性反应，有些且属剂量限制性，在这些药物中以蒽环类抗癌抗生素较常引起，如柔红霉素、多柔比星等；其他如大剂量环磷酰胺可引起心力衰竭；氟尿嘧啶可因冠状动脉痉挛收缩，引起心肌缺血；紫杉醇、三尖杉碱亦可引起心脏毒性。

消化道不良反应

恶心、呕吐　恶心、呕吐是肿瘤患者应用抗癌药后常见的不良反应之一。

25

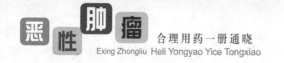

据估计，接受联合化学治疗的患者75%可出现。随着化学治疗应用次数的增多，发生频率亦不断增加，且程度加重。反应严重时，可引起脱水、食欲缺乏、营养不良，甚至影响化学治疗的继续进行。如果及时、适当地应用镇吐药将会减轻患者痛苦，改善生活质量并保证化学治疗的顺利进行。

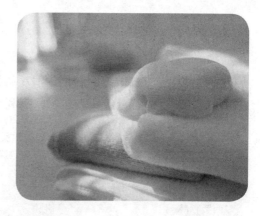

 ## 肝脏毒副反应

化学治疗药物主要在肝脏代谢，易引起直接或间接的肝脏毒性，抗癌药物对肝脏损害的程度因药物种类和剂量、给药途径而不同，而且在肿瘤治疗过程中，常需用其他药物如抗生素、镇痛药、利尿药及营养支持治疗如完全胃肠外全面营养（TPN）等，这些药物会引起不同程度的肝损害，或加重化学治疗药物引起的肝损害。

 ## 泌尿系统毒副反应

不少抗肿瘤药可引起不同类型的泌尿系统毒性，临床上可表现为无症状血清肌酐升高或轻度蛋白尿，严重者甚至少尿、无尿、肾衰竭。

 ## 骨髓毒副反应

化学治疗与贫血 贫血是一种症状，而不是具体的疾病。当肿瘤患者在确诊时即存在着不同程度的贫血，则化学治疗会进一步抑制造血功能，加重贫血的程度。

 ## 神经毒性反应

肿瘤及其化学治疗过程中出现的神经系统并发症发病率在不断上升，这有多方面的原因。首先，支持治疗的进展使化学治疗剂量增加，从而增加了神经系统的毒性作用。其次，肿瘤治疗方法的改进延长了患者的生存期，提高了治愈率，这样就增加了迟发性的神经毒性出现的机会。

（陈晓夏）

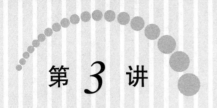

第 *3* 讲

镇痛治疗——疼痛不需要忍

　　癌痛是中晚期癌症患者出现的严重影响着患者生活质量的症状，治疗癌痛首先要确诊是否为癌性疼痛及其病因，对癌痛性质程度进行准确的量化评估才能进行有效的规范的癌痛治疗，除了药物镇痛外还可以选择放射治疗、神经毁损术等其他治疗手段协助镇痛。对骨转移引起癌性疼痛的治疗，除常规镇痛治疗外双膦酸盐类药物也是常用的药物之一。

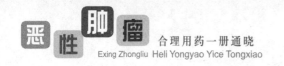
第一节　正确认识疼痛

 了解癌痛产生的原因

　　疼痛是癌症病人最痛苦、最难以忍受的症状之一，它的威胁有时甚至比死亡的威胁更严重。如果没有经历过，一般人根本无法想象那种痛苦。癌痛带给患者的不仅是躯体上的痛苦，有时还是人格尊严的丧失。癌痛影响的不仅仅是患者自己，还有他们的家人。癌痛已经成为一个引起世界性关注的公共卫生问题。世界卫生组织统计，目前全世界每年新发现的癌症患者约有 700 多万人，其中 50% 的癌症病人有疼痛症状，70% 的中晚期癌症患者认为癌痛是主要症状，30% 的癌症病人有难以忍受的剧烈疼痛。我国最近的调查也表明，全国每年新发癌症患者约 180 万，其中 62% 伴有疼痛，中晚期患者中 70% ～ 90% 会经历疼痛。持续存在的严重癌痛是导致患者产生抑郁的主要原因，有自杀倾向的癌症患者 80% 与严重的疼痛有关。那么癌痛是如何发生的呢？

　　肿瘤生长早期通常不引起疼痛，当瘤细胞侵入或压迫神经即可产生剧烈疼痛。肿瘤细胞侵犯血管，会使该血管供血障碍，也会产生疼痛。肝癌侵犯肝脏被膜能引起肝区疼痛。癌瘤腹腔内种植可产生腹痛，肠肿瘤致使消化道梗阻可致腹痛。鼻咽癌侵及三叉神经引起头痛等。一般来讲，产生顽固性剧痛的症状多已处于癌晚期。癌痛常见的部位有胸背部、头颈、腹腔、盆腔、骨骼和胸部等。除上述原因外，手术治疗和放射治疗亦可造成新的疼痛区或形成新的疼痛源。

　　恶性肿瘤则以浸润性方式生长为主，它侵犯邻近的组织器官，破坏其结构和功能。浸润性生长不仅可在原发部位不断生长扩大，还直接蔓延到邻近组织，且能通过很多途径扩散（或转移）到身体的远隔部位。当肿瘤压迫、侵入神经、血管、肠管时，除产生相应组织器官的功能变化外，也可产生疼痛。癌转移到椎骨或肋骨后，侵犯脊神经根或肋间神经，以及癌浸润到胸膜、腹膜或骨膜均可产生剧烈的疼痛。癌扩展到空腔脏器后，疼痛常伴随恶心、呕吐。

肿瘤本身可以产生一些激素样化学物质、肿瘤的代谢物、坏死组织分解产物的吸收以及抗感染能力降低后的继发感染等可激活及致敏化学感受器和压力感受器，发生神经病理生理变化而感疼痛，恶病质状态，这些原因都可加重疼痛。

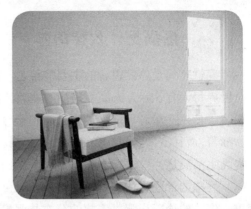

可见癌性疼痛的原因是多样的，因此，各种疼痛需要不同的治疗方法。肿瘤病人出现疼痛后，应首先考虑疼痛是否由肿瘤复发或骨转移引起。其中磷酸盐类药物、镇痛药物是治疗的基础，哌替啶主要用于创伤等一过性急性疼痛的治疗，但用于癌症患者，会在短时间导致血液中药物浓度升高，反复使用，几乎百分之百成瘾。

对肿瘤压迫侵犯神经、血管、骨骼等引起的疼痛，应首先选用抗肿瘤治疗配合镇痛药物治疗。糖皮质激素可使受压迫部位的水肿和炎症得以缓解，是辅助镇痛药。地塞米松可减轻局部神经组织和软组织的充血、水肿，抑制纤维细胞增生，使非特异性炎症消退和吸收，有助于缓解局部粘连，解除神经受压和刺激，达到镇痛效果。另外，局部麻醉药是一类局部应用于神经末梢或神经干周围的药物，它们能暂时、完全和可逆性地阻断神经冲动的产生和传导，在意识清醒的条件下，使局部痛觉暂时消失。此种疼痛严禁针灸、推拿和按摩。

此外，在治疗肿瘤过程中也可产生疼痛。如手术后的疼痛、放射治疗后引起的放射性皮炎、化学治疗药物漏出血管外引起的疼痛等。这种疼痛治疗可采用中药加镇痛药物的方法。中药治疗主要从整体入手，软坚散结、活血化瘀、提高人体免疫力，从根本上加快术后伤口的愈合、减轻放射治疗、化学治疗引起的疼痛，并可减轻放射治疗化学治疗的毒副作用，增强放射治疗化学治疗疗效，可谓一举两得。

肿瘤病人还可以患有非肿瘤原因的其他疼痛综合征。如肺癌病人患有风湿或类风湿病。这种疼痛应以治疗风湿、类风湿为主。应强调的是：在病人出现疼痛后一定要诊断清楚，只有明确诊断，才能开始治疗。

国内外临床实践证明，根据不同患者的情况进行规范的个体化治疗，85% 癌症患者的疼痛可以得到有效缓解，75% 以上晚期患者的疼痛可以解除。第九届世界疼痛大会提出了"疼痛是一种疾病，而不仅仅是一种症状"的新观念。

癌痛是什么样的？

癌性疼痛是癌症患者的主要痛苦之一，约 80% 的晚期癌症患者有剧烈疼痛。全世界每天有 550 万人经受癌痛的煎熬。虽然 WHO 提出到 2000 年达到在世界范围内"使癌症患者无痛"的目标，但至今尚未实现。癌痛不仅使患者本人遭受巨大痛苦，而且给家庭和社会造成很大影响。癌痛治疗的目的是延长生命，减轻症状，提高生活质量。

癌痛的诊断评估是治疗癌痛的基础：包括癌痛的发生机制，癌痛的性质和特点，癌痛的诊断步骤，癌痛的分布与强度的评估，癌症综合征，癌痛患者生命质量评分及疗效的评价。

1. **癌痛的性质**　癌痛的性质可供诊断肿瘤部位参考。躯体伤害感受性疼痛能精确定位，主诉为尖锐、持久、跳动性或紧压性痛。内脏伤害感受性疼痛一般为弥散性，中空脏器梗阻时呈痉挛性或口咬样疼痛，癌侵及器官被膜或肠系膜时则疼痛性质变为尖锐、持久或跳动性。周围神经干或其分支受累所形成的神经病性疼痛呈烧灼样、针刺样、向一定方向放射或出现类似电击样痛。根据患者的主观感受，癌痛的性质大致有：锐痛、钝痛、酸胀痛、持续性痛、间歇性痛、电击样痛、烧灼样痛、穿透样痛、疲劳性痛、烦恼性痛、麻木样痛、痛觉过敏等。

2. **癌痛的特点**　癌痛得表现个体间有较大差异，与癌的种类、发病部位、发展程度、对重要脏器的影响、全身状况、心理素质及经济因素等均有关。

（1）全方位疼痛：晚期癌痛是多方面因素的结果，包括躯体、心理、社会和精神等因素。如果疼痛传达消极信息疼痛强度就增加。因之，只是一种用可待因治疗有效的"背部痛"，但当发现其原因是转移癌时就需要用吗啡了。进而，疼痛持续了几个月的患者是焦急的，因为他们考虑的未来和预期只是持续和日益增加的疼痛。新发生的或恶化的疼痛暗示着疾病的进一步恶化——即更接近死亡的阶段。

（2）势不可挡的疼痛：在经历数周或数月疼痛之后，特别是伴有失眠时，很多癌症患者被疼痛所制服，疼痛笼罩着他们整个精神视野。这样的患者经常感到很难精确地描绘出疼痛的部位和性质。在所有势不可挡的疼痛病例中，存在"失眠 - 疲劳 - 疼痛 - 失眠"这样的恶性循环。

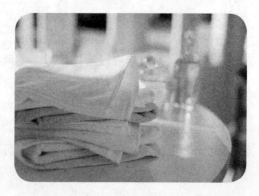

（3）伴有强烈的自主神经和心理学异常：在大多数患者中对持续疼痛的反应是自主神经性的，患者精神和体力都减退。有些患者焦虑占优势，或焦虑与忧郁同时存在。可能既有明显焦虑又有疼痛。当疼痛缓解时，中等程度的焦虑通常也会减轻。

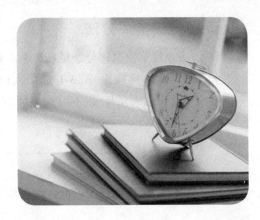

（4）伴有躯体化症状：情绪和信心对所有症状都有影响，然而有些患者通过躯体症状来表达消极情绪，将自己注射在反复的极大痛苦中。事实上，是具有未解决的惧怕、未表达的愤怒和情感冲突的患者所共有的问题。功能性腹痛、肠激惹综合征，可能是患者表达消极情绪的方式。

（5）痛苦与疼痛同时存在，疼痛和痛苦并不完全等同：因此，痛苦必须与疼痛及可能与之相关联的其他症状相区别。患者可以耐受严重的疼痛而不考虑其遭受的痛苦。疼痛有一个确定的原因，是可以对付和比较短暂的。另一方面，如果患者知道自己已患绝症，即使比较轻微的一些症状也可引起痛苦。这些症状具有威胁生命的原因，他们是难治的和无希望的预后。癌症对患者的影响通常是破坏性的，痛苦既可以由疾病也可以由其治疗引起，痛苦不仅局限于躯体症状。为了确定痛苦的根源，需要从心理学上评价患者并提问未解决的问题。痛苦扩展到对社会及私生活各方面的威胁，患者经受着疾病和治疗对其外貌及各种能力影响两方面的痛苦，以及对未来理解的痛苦。

（6）社会性疼痛：社会性疼痛的意思是与预期或实际的分离、或丢失有关的痛苦。癌症患者意识到他们将要因死亡而和家人离别。因此，采取一些措施避免使癌症晚期重患者与他们的亲友分离。允许其儿孙及亲友们探视，比增加阿片药的剂量能更有效地缓解疼痛。

 癌痛如何量化

疼痛的测量一般指用某些测量标准（metric）对疼痛强度进行测定；疼痛的评估则包括对疼痛全过程中不同因素相互作用的测量。通过疼痛的测量与评估可以确定疼痛的强度、性质和持续时间，有助于对疼痛原因进行鉴别诊断，帮助选择治疗方法和评价不同治疗方法的相对有效性。目前国内较常采用的定量测定方法分别介绍如下，在临床工作中可酌情选用。

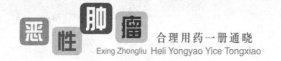
◎ 视觉模拟评分法

1. **方法** 视觉模拟评分法是在白纸上画一条长 10cm 的直线，两端分别标上"无痛"和"最严重的疼痛"（图 3-1）。病人根据自己所感受的疼痛程度，在直线上某一点做一记号，以表示疼痛的强度，从起点至记号处的距离长度也就是疼痛的量。

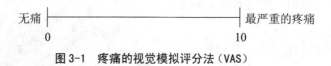

无痛 ├─────────────────────┤ 最严重的疼痛
0   10

图 3-1 疼痛的视觉模拟评分法（VAS）

2. **注意事项**

（1）使用前需要对病人做详细的解释工作，让病人理解该方法的概念以及此法测痛与真正疼痛的关系，然后让病人在直线上标出自己疼痛的相应位置。

（2）可使用正面有 0 和 10 之间游动的标尺，背面有 0 到 10 数字的视觉模拟评分尺，如果病人移动标尺，医师能够立即在尺的背面看到具体数字，可以精确到毫米。

（3）不宜用于老年人，因为老年人准确标定坐标位置的能力不足。

◎ 口述描绘评分法

1. **方法** 口述描绘评分法由医师在问诊时列举诸如烧灼痛、锐利痛和痉挛痛等一些关键词，让病人从中选择来形容自身疼痛。有许多不同的口述描绘评分法，通常按从疼痛最轻到最强的顺序排列（表 3-1），最轻程度疼痛的描述常被评估为 0 分，以后每级增加 1 分，因此，每个形容疼痛的词都有相应的评分，以便于定量分析疼痛。

2. **注意事项**

（1）等级的划分常常是取决于病人自身的经验，而非自发的临床疼痛。

（2）在采用不同的口述描绘评分法时，它们的结果难以相互比较。

（3）该方法的次序性度量仅能为疼痛感觉程度提供级别次序，而非疼痛程度变化的数字表达。

（4）对细微的感觉变化不敏感，并且易受情感变化的影响。

（5）不同性质疾病对评分结果有影响，如恶性肿瘤患者常倾向于降低疼痛强度的水平；慢性神经性疼痛患者常常

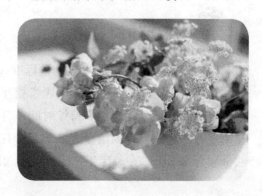

使用多个形容词来描绘他们的疼痛感受，如烧灼痛、抽痛、刺痛、痒痛等。

表 3-1 各种疼痛强度口述描绘评分法

4 级	5 级	6 级	12 级	15 级
1. 无痛	1. 无痛	1. 无痛	1. 不引人注意的痛	1. 无痛
2. 轻度痛	2. 轻度痛	2. 轻度痛	2. 刚刚注意到的痛	2. 极弱的痛
3. 中度痛	3. 中度痛	3. 中度痛	3. 很弱的痛	3. 刚刚注意到的痛
4. 严重痛	4. 严重痛	4. 严重痛	4. 弱痛	4. 很弱的痛
	5. 剧烈痛	5. 剧烈痛	5. 轻度痛	5. 弱痛
		6. 难以忍受的痛	6. 中度痛	6. 轻度痛
			7. 强痛	7. 中度痛
			8. 剧烈痛	8. 不适性痛
			9. 很强烈的痛	9. 强痛
			10. 严重痛	10. 剧烈痛
			11. 极剧烈痛	11. 很强烈的痛
			12. 难以忍受的痛	12. 极剧烈的痛
				13. 很剧烈的痛
				14. 不可忍受的痛
				15. 难以忍受的痛

◎ 数字评分法

1. **方法** 数字评分法：① 11 点数字评分法，用 0 到 10 这 11 个点来描述疼痛的强度，0 表示无疼痛，疼痛较强时增加点数，10 表示最剧烈的疼痛；② 101 点数字评分法，其具体方法与 11 点数字评分法相似，0 表示无疼痛，100 表示最剧烈的疼痛。

2. **注意事项**

（1）最好以小时为单位进行间歇评估。周期性动态评分能为疼痛随时间变化的规律提供详细资料，但不宜过度频繁使用，避免病人焦虑不合作。

（2）病人自控丧失和焦虑可加重疼痛感觉，影响评分结果。

◎ 45 区体表面积评分法

1. **方法** 45 区体表面积评分法是将人体表面分成 45 个区域，每个区内标有该区的号码，身体的前面有 22 个区，后面有 23 个区（图 3-2），让病人将自己疼痛的部位在相应的区域图上标出，如果病人用笔涂盖了一个区，则该区记分为 1 分，其余为 0 分。

2．评分标准

（1）每个区无论大小均定为1分，即使只涂盖了一个区的一小部分也是1分，总评分反映疼痛区域的数目。

（2）用不同颜色的笔表示不同的疼痛强度，分别为：无色表示无痛；黄色表示轻度痛；红色表示中度疼痛；黑色表示重度疼痛。

（3）最后计算病人疼痛占体表面积的百分比，各疼痛区占体表面积的百分比。见表3-2。

3．注意事项

（1）测痛前一定要先给受试者讲清楚该方法的步骤。

（2）老年人常难以正确涂盖皮肤分区以形容疼痛。

（3）皮肤疼痛区域的涂盖可受病人情感和疾病长期性等因素的影响。

（4）不适用于头痛病人。

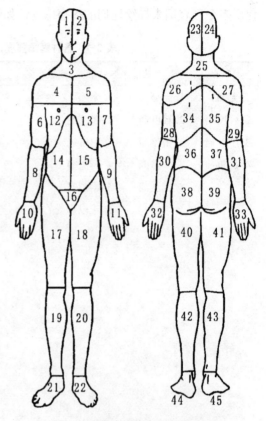

图3-2　疼痛的体表面积评分法

表3-2　疼痛区占体表面积的百分比

疼痛区号码	占体表面积的百分比（%）
25，26，27	0.5
4，5，16	1.0
3，8，9，10，11，30，31，32，33	1.5
1，2，21，22，23，24，44，45	1.75
6，7，12，13，28，29，36，37	2.0
38，39	2.5
14，15	3.0
19，20，42，43	3.5
34，35	4.0
17，18，40，41	4.75

◎ 麦吉尔疼痛问卷表

1. **方法** 麦吉尔疼痛问卷表含有 4 类 20 组疼痛描述词，每组词按程度递增的顺序排列，其中 1～10 组为感觉类，11～15 组为情感类，16 组为评价类，17～20 组为其他相关类，见表 3-3。被测者在每一组词中选一个与自己痛觉程度相同的词（没有合适的可以不选）。由 MPQ 可以得到 3 种测定方法。

（1）疼痛评估指数：根据被测者所选出词在组中的位置可以得出一个数字（序号数），所有这些选出词的数值之和即疼痛评估指数。

PRI 可以求四类的总和，也可以分类计算。

（2）选出词的数值。

（3）现时疼痛强度：用 6 分 NRS 评定当时患者全身总的疼痛强度。即 0～5 的疼痛强度：①无痛（0 分）；②轻微的疼痛（1 分）；③引起不适感的疼痛（2 分）；④具有窘迫感的疼痛（3 分）；⑤严重的疼痛（4 分）；⑥不可忍受的疼痛（5 分）。所以，现时疼痛强度评估实际上是 6 点口述分级评分法。

2. **注意事项**

（1）原来假定 MPQ 和每亚小组中疼痛形容词的词汇在次序衡量方面是等距离的，但在目前的研究中已明确，描绘疼痛所用词汇之间的差别是不等同的。有些词汇虽然不在同一组内，但它们的意义极为接近，故难以区别。例如第 10 小组的"绷紧"和第 18 亚小组的"箍紧"难以辨别；三大组所包含的亚小组数目不同，每亚小组所列出的描绘字数目也不相等，多者有 6 个词汇，少者 2 个词汇，所以"疼痛评估指数"的算法不合理，合理的算法应是总体评级、每组的评分相加后，再算出其平均数，详细算法，见表 3-4。

（2）简化的 McGill 疼痛问卷：由于 MPQ 包括内容多，检测费时，较烦琐，Melzack 又提出内容简洁、耗时短的 SF-MPQ（表 3-5）。SF-MPQ 仅由 11 个感觉类和 4 个情感类对疼痛的描述词以及 PPI 和 VAS 组成。所有描述词均用 0～3 分别表示"无""轻""中"和"重"的不同程度。由此可以分类求出 PRI 或总的 PRI。PPI 仍用 6 分法评定。SF-MPQ 适用于检测时间有限同时又要获得其他疼痛强度信息如 VAS 评分结果时。同典型的 MPQ 一样，SF-MPQ 也同样是一种敏感、可靠的疼痛评价方法，其评价结果与 MPQ 具有很高的相关性。SF-MPQ 也能对不同的疼痛综合征进行鉴别。

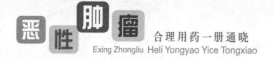
表 3-3 McGill 疼痛问卷表

| 患者姓名 | | 日期 | | 时间 | | 上午/下午 |

PRI：S ____ A ____ E ____ M ____ PRI（T）____ PPI ____

（1～10）　（11～15）（16）　　（17～20）　　　（1～20）

1. 忽隐忽现的 颤动的 搏动的 跳动的 打击的 猛击的	11. 疲劳的 精疲力竭的
	12. 令人厌恶的 闷得难受的
	13. 畏惧的 惊恐的 恐怖的
2. 跳跃的 闪电的 射穿的	
	14. 惩罚的 折磨的 令人痛苦的 恶性的 致死的
3. 针刺样的 钻孔的 穿透的 刺伤的 割裂的	
	15. 痛苦的 眩目的
4. 锐利的 刀切的 撕裂的	16. 讨厌的 令人烦恼的 悲惨的 剧烈的 不可忍受的
5. 轧痛的 压榨的 剧痛的 痉挛的 碾碎的	
	17. 蔓延的 放射的 穿透的 刺穿的
6. 猛拉的 牵拉的 绞痛的	
	18. 箍紧的 麻木的 拉长的 压榨的 极其痛苦的
7. 热的 烧灼的 烫伤的 烧焦的	
	19. 凉爽的 冷的 冰冷的
8. 刺痛的 痒的 扎痛的 蜇痛的	
	20. 烦恼不已的 令人作呕的 极度痛苦的 可怕的 痛苦的
9. 钝痛的 创伤样的 伤痛的 隐痛的 沉重的	PPI 0. 无疼痛 1. 轻　度
10. 触痛的 绷紧的 锉痛的 分裂的	2. 不　适 3. 痛　苦 4. 恐　惧 5. 剧　痛

| 短暂的
片刻的
易逝的 | 节律性的
周期性的
间歇的 | 持续的
不变的
永恒的 |

E＝外部
I＝内部

评述：

表 3-4　麦吉尔疼痛调查表的总体评级法举例

	感　觉	情　绪	评　估
	1. 时隐时现 1 时轻时重 2 搏动性痛 *3 跳痛 4 抽击样痛 5 重击样痛 6	11. 疲劳 *1 精疲力竭 2	16. 烦恼的 *1 悲惨的 2 严重的 3 难忍的 4 忧虑的 5
亚小组评级：	3/6 =0.5	1/2 =0.5	1/5 =0.2
	4. 锐利性 1 切割性 2 撕裂性 *3	14. 惩罚性的 *1 虐待性的 *2 残暴的 3 恶毒的 4 致死的 5	
亚小组评级：	3/3=1.0	2/5=0.4	
	7. 热痛 *1 烧灼样痛 2 滚烫样痛 3 烧烙样痛 4		
亚小组评级：	1/4=0. 25		
亚小组总分：	1.75	0.9	0.2
小组 PRI	$\dfrac{1.75}{10} = 0.175$	$\dfrac{0.9}{5} = 0.18$	$\dfrac{0.2}{1} = 0.2$
总评级	$\dfrac{0.175+0.18+0.2}{3} = 0.185$		

* 选中的词；PRI 为疼痛分级指数

表 3-5 SF-McGill 疼痛问卷表

	无	轻微	中度	重度
跳痛	0)_____	1)_____	2)_____	3)_____
放射痛	0)_____	1)_____	2)_____	3)_____
戳痛	0)_____	1)_____	2)_____	3)_____
锐痛	0)_____	1)_____	2)_____	3)_____
夹痛	0)_____	1)_____	2)_____	3)_____
咬痛	0)_____	1)_____	2)_____	3)_____
烧灼痛	0)_____	1)_____	2)_____	3)_____
创伤	0)_____	1)_____	2)_____	3)_____
猛烈痛	0)_____	1)_____	2)_____	3)_____
触痛	0)_____	1)_____	2)_____	3)_____
割裂痛	0)_____	1)_____	2)_____	3)_____
疲劳衰竭	0)_____	1)_____	2)_____	3)_____
不适感	0)_____	1)_____	2)_____	3)_____
恐惧	0)_____	1)_____	2)_____	3)_____
折磨人的	0)_____	1)_____	2)_____	3)_____

附注：

VAS 无痛 |———————————————| 最痛

PPI 0 无痛

　　1 轻微的

　　2 不适的

　　3 痛苦的

　　4 恐惧的

　　5 剧痛

◎ 行为疼痛测定法

1.UBA 疼痛行为量表　该表是对疼痛引起的行为变化做定量测定的有效方法（表 3-6）。此评分法将 10 种疼痛行为按严重程度和出现时间作三级评分（0，1/2，1），患者的各项行为指标的总积分即为其疼痛行为评分。UBA 疼痛行为量表是一种使用简单、可靠、结果可信的疼痛间接评价方法。为了提高评价结果的准确性，检测人员须接受一定的训练，以统一其检测标准。

表 3-6　UBA 疼痛行为量表

疼 痛 行 为		评 分
1. 发音性主诉：语言性的	无	0
	偶尔	1/2
	经常	1
2. 发音性主诉：非语言性的	无	0
（呻吟，喘气）	偶尔	1/2
	经常	1
3. 躺着的时间	无	0
（因为疼痛每天	偶尔	1/2
躺着的时间：8:00～20:00）		
	经常	1
4. 脸部怪相	无	0
	轻微和（或）偶尔	1/2
	严重和（或）经常	1
5. 站立姿势	正常	0
	轻度变形	1/2
	明显变形	1
6. 运动	观察不出影响	0
	轻度跛行和（或）影响行走	1/2
	明显跛行和（或）吃力行走	1
7. 身体语言	无	0
（抓、擦疼痛部位）	偶尔	1/2
	经常	1
8. 支撑物体	无	0
（按医嘱不算）	偶尔	1/2
	经常	1
9. 静止运动	能持续坐或站	0
	偶尔变换位置	1/2
	一直变换位置	1
10. 治疗	无	0
	非麻醉性镇痛药物和（或）心理治疗	1/2
	增加剂量或次数和（或）麻醉性	1
	镇痛药物和（或）失控	

2．六点行为评分法　将疼痛分为 6 级，每级定为 1 分，从 0 分（无疼痛）到 5 分（剧烈疼痛，无法从事正常工作和生活）。

（1）无疼痛。

（2）有疼痛但易被忽视。

（3）有疼痛，无法忽视，但不干扰日常生活。

（4）有疼痛，无法忽视，干扰注意力。

（5）有疼痛，无法忽视，所有日常活动均受影响，但能完成基本生理需求如进食和排便等。

（6）存在剧烈疼痛，无法忽视，需休息或卧床休息。

3．疼痛日记评分法　由患者、患者亲属或护士记录每天每时间段内（4h 或 2h 或 1h 或 0.5h）与疼痛有关的活动，其活动方式为坐位、行走、卧位。在疼痛日记表内注明某时间段内某种活动方式，使用的药物名称和剂量。疼痛强度用 0～10 的数字量级来表示。睡眠过程按无疼痛记分（0 分）。常用的疼痛日记评分，见表 3-7。

表 3-7　疼痛日记评分表

时间间隔	坐位 活动时间	行走 活动时间	卧位 活动时间	药物 名称剂量	疼痛度 0～10
上午					
6:00 —					
7:00 —					
8:00 —					
9:00 —					
10:00 —					
11:00 —					
12:00 —					
下午					
1:00 —					
2:00 —					
3:00 —					
4:00 —					
5:00 —					
6:00 —					
7:00 —					
8:00 —					

（续　表）

时间间隔	坐位 活动时间	行走 活动时间	卧位 活动时间	药物 名称计量	疼痛病 0～10
9:00 —					
10:00 —					
上午					
1:00 —					
2:00 —					
3:00 —					
4:00 —					
5:00 —					
总记					
备注					

0 为无痛，10 为最剧烈疼痛

癌性疼痛需要及时治疗

对抗癌痛别一忍再忍，全世界每天约有 550 万人在忍受着癌痛的折磨，80%癌症患者疼痛严重时会有自杀倾向。中期癌症患者 50% 伴有疼痛，晚期患者中70%～90% 会忍受疼痛折磨。癌症疼痛治疗不足已成为一个世界性的公众健康问题。抗击癌痛，意味着提高癌症患者的生活质量，使无法治愈的晚期癌症病人能够在无痛和较舒适的环境下度过生命的最后时光。

50% 癌症患者忍痛生活，说起癌症除了难以治愈外，人们对此病带给人的身体折磨十分恐惧，这其中就包括疼痛，尤其是中晚期的剧烈疼痛。"相当多的患者受到严重疼痛的折磨"。癌症疼痛，特别是中晚期癌痛，因其持续时间长，疼痛剧烈，爆发性疼痛频繁，给患者及其家属造成巨大的心理恐慌和肉体折磨。获得最佳镇痛治疗的癌症病人

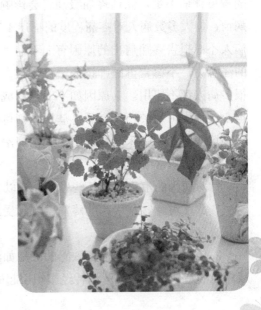

不足 50%。基层医院就诊病人及女性和老年患者，镇痛治疗不足的情况更为严重。癌痛控制不良会给病人及家属造成极坏的影响，疼痛会严重干扰病人情绪，影响病人食欲、活动状况等，如果出现剧烈疼痛，个别患者甚至提出实行安乐死的要求。癌痛已不仅仅是一种症状，更是一种复杂的疾病。无痛治疗已

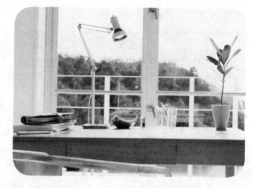

全面展开，目前就镇痛的用药种类、给药途径、最佳用药方案等正逐步达成共识。药物镇痛第一步是选择镇痛药，第二步是选择辅助药物，增强镇痛效果，减轻癌痛的继发症状。医师会根据患者病情的不同阶段采用不同的治疗方案，同时也会根据病人的疼痛级别，分轻度、中度、重度三级来给药。除少数频繁出现疼痛的病人外，大多数病人需要按时用镇痛药。根据所选择药物的特点及病人疼痛情况，决定用药间隔长短。经验表明，按时给药所需阿片类药物的总剂量较低，还可以预防剧烈疼痛。如果镇痛不满意而使患者反复提出继续用药或增加剂量时，会影响镇痛效果。

治疗癌痛要避开误解，一提起镇痛很多病人和家属都会有误解"长期服用会不会上瘾""镇痛会不会掩盖真实病情""疼痛评估不当及医患间没能就疼痛问题充分沟通是镇痛工作所面临的主要障碍"。医师和护士往往对重度疼痛病人的疼痛程度评估不足，低估疼痛级别就会影响镇痛效果。虽然有少数病人可能会夸大病情，但大多数病人对疼痛程度的描述不充分、不到位，影响了镇痛用药的力度。病人不愿报告疼痛病史的原因有：不愿承认病情加重，不愿分散医师对癌症治疗的注意力，不愿告诉医师镇痛治疗无效。癌痛患者镇痛离不开阿片类镇痛药，而很多病人都不愿用。其原因如下：担心成瘾，害怕阿片类药物会引起精神异常，担心过早用阿片类药，今后疼痛加重则可能无法控制疼痛。其实病人及家属不必担心这些问题，临床研究证明，以镇痛治疗为目的阿片类药物常规剂量下产生成瘾的现象是非常罕见的。

针对病因的治疗：对某些患者，按以下情况进行抗肿瘤治疗可直接镇痛。

1. 放疗对骨转移引起的疼痛、脊髓受压、脑转移、周围神经被肿瘤浸润等情况具有良好的效果。

2. 化学治疗对化学治疗敏感的肿瘤如淋巴瘤、小细胞肺癌、卵巢癌、骨髓瘤或白血病造成的压迫或浸润神经组织引起的疼痛能够迅速显效。

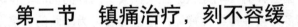

3. 姑息性手术可以将大块肿瘤切除，达到镇痛的目的。

此外，手术固定病理性骨折，解除脊髓压迫和肠梗阻，引流大量腹水等对减轻患者的疼痛都有益处。抗感染准确应用可见效，有的人疼痛与已经形成的感染或潜在的感染有关这时应当及时应用抗感染药物治疗。

（李　佳）

第二节　镇痛治疗，刻不容缓

 选对方法，让癌痛轻一点

我国临床流行病学调查显示每年新发癌症人数在 150 万左右：因患癌症而死亡的人数则在 130 万上下，而且还有继续上升的趋势。癌症伴随的最令人不安的症状之一是疼痛。它不仅使患者本人遭受难以忍受的巨大痛苦，而且给其家庭和社会带来许多负担。世界卫生组织提出 2000 年在全世界"使癌痛患者无痛"迄今仍差距尚远。但各种镇痛方法的出现，尤其是随着高科技而产生的新方法，给癌痛患者带来希望，使他们得到更多的手段来减轻痛苦。用现有的知识和药物可以控制大多数癌症患者的疼痛。病人有权利要求得到有效的镇痛治疗。积极镇痛治疗，不仅能缓解疼痛使病人感到舒适，而且还能提高患者的生活质量，有益于抗癌治疗顺利施行。

WHO 三阶梯指南基本原则是轻度疼痛选择第一阶梯药物；中度疼痛选择二阶梯药物；近年涌现的阿片类药物新剂型使中度疼痛的治疗更便利，如吗啡、羟考酮、曲马朵、可待因的控缓释剂型等，它们克服了传统复合剂型中对乙酰氨基酚或 NSAIDs 的天花板效应，更便于调整剂量。重度疼痛选择第三阶梯药物。吗啡仍为最常用的强阿片类药物，口服途径仍是首选的给药途径；口

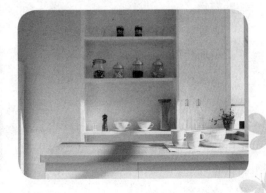

服羟考酮、氢吗啡酮的即释和控缓释剂型可做为吗啡之外的选择。通常情况下，芬太尼透皮贴剂和丁丙诺非贴剂仅用于不能口服镇痛药或不能耐受口服镇痛药的患者，而且应于患者的疼痛得到有效控制、日阿片剂量稳定后使用。作为强阿片类药物，美沙酮也是治疗重度癌痛的有效药物。但因其半衰期、作用时间存在显著的个体差异，仅限于对其有丰富使用经验的医师选用。治疗重度疼痛必要时可联合第一阶梯药物。爆发性疼痛首选皮下或静脉给药途径镇痛，以尽快控制疼痛，不推荐肌内注射给药镇痛。镇痛药的剂量为每日阿片剂量的 10%～15%；当每日爆发痛次数超过 4 次时，应相应增加按时给药的阿片剂量。癌性疼痛普遍存在，80% 的晚期癌症患者伴有疼痛症状。在关注其普遍性的同时，也应注意癌痛的多样性。癌性疼痛多为慢性持续性疼痛，但也可表现为间断的、爆发性疼痛；抗肿瘤治疗可能导致疼痛；疼痛加重可能预示疾病进展。

三阶梯镇痛原则、相关常用药物

药物镇痛治疗是癌症疼痛治疗的基本方法，甚至可能是部分晚期癌痛病人可以接受的唯一有效治疗方法。国内外临床实践证明，严格按"三阶梯疗法"原则规范化进行治疗，90% 以上的癌痛病人可以缓解疼痛，提高生活质量。

◎ 三阶梯镇痛用药原则

1. **口服给药** 首选口服用药及创伤性小的镇痛治疗方法。口服是无创性用药途径，长期用药安全方便。

2. **按时给药** 有规律按时给药可使血药浓度长期保持较恒定的有效治疗水平，减少和避免药物不良反应。

3. **阶梯给药** 按疼痛程度给予镇痛强度不同的镇痛药能更好地控制疼痛。

轻度疼痛：非阿片类镇痛药或加用辅助药物。

中度疼痛：弱阿片类药或加用非阿片类镇痛药或加用辅助药物。

重度疼痛：强阿片类药物或加用非阿片类镇痛药或加用辅助药物。

除重度疼痛，一般从非阿片类药开始用药，据病情调整剂量，必要时用最高推荐剂量。

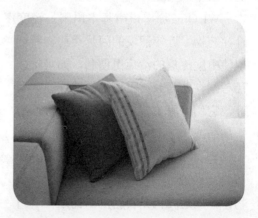

4.**个体化给药** 镇痛药物的选择、用量、给药时间等多方面存在较大个体差异，根据患者具体情况个体化治疗是安全有效治疗的基本保障。癌症疼痛镇痛治疗所需要的阿片类药物用药剂量有较大的个体差异。剂量调整的基本原则是将镇痛药剂量（包括按时给药与必要时给药的剂量）调整到理想镇痛效果，降低不良反应的程度。

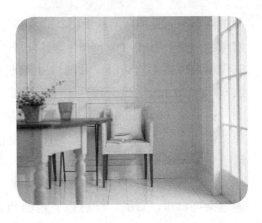

◎ 常用药物及用法

1.**非甾体类抗炎药** 用于轻、中度疼痛治疗。对乙酰氨基酚和非甾体类抗炎镇痛药（NSAIDs）已取代阿司匹林，成为第一阶梯的代表药物。其他常用药物包括：吲哚美辛、布洛芬、双氯芬酸钠等。长期使用 NSAIDs 时应使用预防性药物，以保护胃肠道黏膜，高危患者还应监测肾功能和出血倾向。

非甾体类抗炎药（NSAIDs）的主要作用机制是抑制环氧化酶（COX），从而抑制前列腺素的合成。前列腺素在炎症的调制、肿瘤血管生成等许多细胞反应与病理生理学过程中起重要作用。环氧化酶（COX）是催化花生四烯酸生成前列腺素 E 的关键酶，包括COX-1/COX-2。COX-1 在胃肠道、血小板和肾等多种组织表达，发挥细胞保护的作用。COX-2 在炎症、生长因子及肿瘤刺激物作用下被快速活化，在肿瘤细胞及聚集在其周围的巨噬细胞上有高表达。特异性的 COX-2 抑制药不影响 COX-1 的作用，同时起到抗炎和抗肿瘤作用。如 celecoxib 和 rofecoxib 已被美国 FDA 批准用于骨关节炎、风湿性关节炎和急性痛的治疗，但在癌症痛实验中同类药 celebrex 未能发挥良好的镇痛作用。对于前列腺素增高的癌痛病例，非甾体类抗炎药在镇痛中起到了关键的作用。副作用可发生在胃肠道、造血系统、肾、中枢神经系统及心血管系统。

2.**第二阶梯用药以弱阿片类药物为主** WHO 推荐的代表药物为可待因。其他常用药物包括：双氢可待因、弱阿片类药复方制剂，如氨酚待因、舒尔芬、路盖克、达宁等。可待因在体内转变为吗啡，作用于吗啡受体而发挥镇痛作用，镇痛效能为吗啡的 1/12，持续时间与吗啡相似，欣快感及成瘾性较吗啡弱，对呼吸中枢抑制轻微，无明显便秘、尿潴留及直立性低血压等副作用。路盖克为双氢可待因 10 mg 与对乙酰氨基酚 500 mg 的复方制剂，可通过不同的途径发挥镇痛作用。口服剂量为 1～2 片/次，每 6 小时 1 次。奇曼丁为盐酸曲马朵缓释片，通过激动中枢的不同受体（阿片受体和 α 受体）增强镇痛作用。口服 50 mg 开始，逐渐增量，一般不超过 400 mg/d，服药间隔不少于 8 h。双克因为可待因控释片，镇痛作用为可待因的 2 倍，可延长用药的间隔，不影响睡眠，每 12 小时 1 次，每次 60～120 mg。上述药物可根据病人的疼痛程度和耐药情况选择应用。

曲马朵（tramadol）曲马朵对 μ 阿片类受体的亲和力为吗啡的 1/6000，对胺类受体（α_2 肾上腺素能受体和 5-HT）也有作用，两种机制协同产生强镇痛作用，用于中度至重度疼痛。在治疗剂量下，曲马朵无明显呼吸及心血管副作用，主要的副作用是恶心、呕吐，头晕和头痛。剂量过大可产生惊厥和 5-HT 综合征。曲马朵可口服，直肠，静脉或肌内给药。在治疗重度癌痛和术后痛时可使用到 600mg 的日剂量。

3. 强阿片类药 用于重度疼痛治疗。代表性用药是吗啡。其他药物包括：芬太尼、左啡诺、丁丙诺非、美沙酮等。

（1）吗啡：癌痛病人治疗中，阿片类药（尤其是吗啡）仍然是与其他药物对照的金标准。吗啡是晚期癌痛最常选用的镇痛药物，其代谢产物吗啡 -6- 葡糖甘酸（M6G）也是产生镇痛效应。口服易吸收，生物利用度约 25%。吗啡血浆半衰期 3h，健康人 M6G 的血浆半衰期超过 3 h，但在肾功能不全的病人将明显延长。口服吗啡控释片的作用时间可长达 12h，患者的疼痛得到控制后，其 48h 内的吗啡用量趋于稳定，此时可以转换为缓释吗啡剂型。

（2）芬太尼：经皮芬太尼贴剂（TTS-Fentanyl）是晚期癌痛治疗的重要药物。芬太尼也属强阿片类药物、μ 受体激动药，其镇痛强度是吗啡的 70～100 倍。因其分子量小，脂溶性高，对皮肤刺激小，适用于制成缓释透皮贴剂，因此，适用于不能口服的患者。经皮芬太尼贴剂皮肤吸收利用率为 92%～94%，初次用药 6～12h 达到血浆峰浓度，12～24h 达到血浆稳态浓度。每隔 72h 更换 1 次贴剂，可维持稳定的血药浓度。芬太尼的释放量与贴剂的药物含量和贴剂的表面积成正比。不良反应与吗啡相类似，如恶心、呕吐、便秘等，但比吗啡发生率低。芬太尼黏膜贴片（oral transmucosal fentanyl citrate，OTFC）经口腔黏膜用药，起效时间为 5～15min，作用时间约为 2h。这是治疗爆发性疼痛的一种新方法。但价格昂贵。

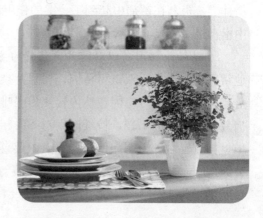

（3）美沙酮（methadone）：美沙酮在癌症痛中的应用正逐渐受到重视，它

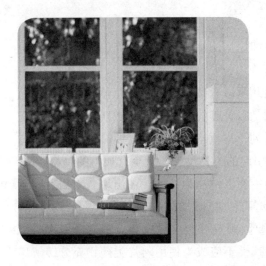

是一种合成的阿片类药物，可同时作用于阿片受体以外的 NMDA、5- 羟色胺和儿茶酚胺受体。中枢 NMDA 受体在吗啡耐受中起重要作用，美沙酮可作用于 NMDA 受体而翻转对吗啡的耐受，而且美沙酮同时激动 μ 受体和 δ 受体，具有较好的镇痛效果，不产生代谢产物的聚集。

（4）氢吗啡酮和羟考酮：氢吗啡酮和羟考酮的缓释剂型与吗啡相似。氢吗啡酮与吗啡的药效及耐受性相似。氢吗啡酮 24h 控释片的有效成分氢吗啡酮是半合成强阿片类镇痛药，镇痛作用强度是吗啡的 5 ～ 715 倍。羟考酮是吗啡的一种有效替代治疗药物，其不良反应和镇痛效能与吗啡相似。羟考酮的生物利用度更高（60% ～ 90%），其等效剂量是口服吗啡剂量的 1/2 ～ 2/3。

4. 吗啡用药方法　①用吗啡即释片 10 ～ 30mg 每 4 小时 1 次，对突发性疼痛视需要追加用药，24h 总用量为次日用药量；②用吗啡即释片，调整用药量直至理想缓解疼痛后，等量改为 12h 或 24h 缓释片；③吗啡缓释片 30mg 每 12 小时 1 次，调整吗啡缓释片剂量直至理想镇痛。对突发性疼痛需追加吗啡或可待因，并根据病情将追加剂量计入次日用药量。癌痛镇痛治疗所需要阿片类药的有效剂量，有较大的个体差异。

5. 镇痛药用药剂量的调整　初次用药后 24h 需要重新评估疼痛程度。计算 24h 用药总量，将其作为次日按时给药量，并根据病情继续调整镇痛药剂量，直至满意镇痛。

剂量调整注意事项：①最好在 24 ～ 72h 调整至较理想镇痛用药剂量；②剂量增加幅度；疼痛程度≥ 7，增加剂量 50% ～ 100%，疼痛程度 5 ～ 6，增加剂量 25% ～ 50%，疼痛程度≤ 4 增加剂量 25%；③调整剂量应同时调整按时给药和必时给药的用量；④当对乙酰氨基酚及非甾体类抗炎药用量超过最高日限量时，应只增加阿片类药物的用药剂量；⑤待剂量调整至基本满意控制疼痛时，将按时给药的药物改为缓释片或控释片，同时仍备用阿片类即释片作为必要时用药；⑥疼痛程度＜ 4 或不良反应严重时减量；⑦大多数长期服用阿片类镇痛药的癌症疼痛病人用药剂量相对恒定,如果用药剂量突然较明显变化,应重新评估疼痛及病情；⑧老年人及肾功能不良者使用阿片类药物的初始剂量应低，剂量调整增加幅度也不宜过大。

哌替啶：哌替啶不适用于慢性疼痛和癌痛的治疗，其镇痛作用欠佳，仅为吗啡作用的 1/10 ～ 1/8；其代谢物的神经毒作用较强，且半衰期长，长期用药不安全；口服给药效价低。肾功能不良、老年及儿童患者禁用。哌替啶在体内代谢去甲基后产生去甲哌替啶，此代谢物的半衰期是哌替啶的 2 ～ 3 倍，长期使用可导致在体内的蓄积，引起中枢神经系统的一系列不良反应，如震颤、肌震挛甚至癫痫均发作，而且纳络酮不能拮抗去甲哌替啶引起的不良反应、甚至有加重的趋势。

由于晚期癌症患者使用阿片类药物主要以镇痛为目的，可出现药物耐受和躯体依赖，但与吸毒者的心理依赖有别，这两种生理现象与成瘾无关，属心理性的，出现成瘾的极少（哌替啶除外），没必要因顾及可能出现成瘾而限制晚期癌症患者的阿片类药物用量。耐受性和躯体依赖性不应成为使用阿片类药物充分缓解癌性疼痛的障碍。2003 年美国一项调查发现，晚期骨癌痛病人死亡前最后 1 年阿片类药物严重不足（＜ 60%）致使镇痛不全。

6. **辅助性用药**　合用辅助药物可能更有效地缓解某些疼痛，如神经病理性疼痛。辅助用药还可能减少镇痛药的用量，减少镇痛药的不良反应。常用辅助药物：抗抑郁药，如阿米替林、多塞平；抗惊厥药如卡马西平；糖皮质激素，如泼尼松、地塞米松；抗心律失常药如美西律，苯二氮䓬类药，羟嗪类药；精神兴奋药。

7. **神经病理性疼痛的处理**　神经病理性疼痛，临床表现特点：表现为灼痛，电击样痛，轻轻触摸性疼痛，麻木样痛，扭转样痛，枪击样疼痛等。神经病理性疼痛属于临床难治性疼痛，单用阿片类镇痛药效果不佳。合理使用辅助用药，如抗抑郁药，抗惊厥药，局部麻醉药等，有助于治疗神经病理性疼痛。灼痛辅助用药最好选用三环类抗抑郁药，如去甲替林、阿米替林、多塞平、去地昔帕明。电击样疼痛辅助用药最好选用抗惊厥药，如加巴喷丁或卡马西平。使用上述辅助性药物时，初始用药应从低剂量开始，根据病情每 3 ～ 5 天逐渐增加剂量，直至理想镇痛及低不良反应。合用辅助药物 2 ～ 3 周后，如果疼痛持续仍不缓解，在排除用药剂量不足等原因时，可考虑用麻醉或神经外科方法治疗。

◎ 药物治疗的常见不良反应及其防治

（1）非甾体类抗炎药不良反应：该类药物的常见不良反应是消化道溃疡、

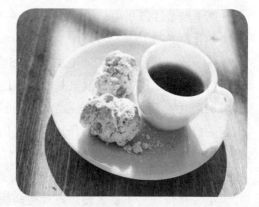

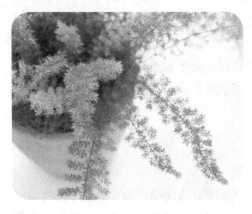

血小板功能障碍和肝肾功能损伤。

（2）阿片类药物不良反应：该类药物的常见不良反应包括便秘、恶心、呕吐、头晕、嗜睡、镇静、尿潴留、多汗、情绪改变、精神错乱、皮肤瘙痒和呼吸抑制等。

预防及处理药物不良反应与疼痛治疗本身同样重要，应是镇痛治疗计划的重要组成部分。肝肾功能不良的患者用药需慎重。在开始制定镇痛药治疗计划时，就应制定预防和处理不良反应的措施。长期用药可能对药物产生一定的耐受性，甚至产生身体依赖性，该反应不影响病人继续接受有效镇痛治疗。但需要与药物滥用者出现的精神依赖性（成瘾）严格区分。

①便秘：便秘是阿片类药最常见的不良反应，应注意预防，必要时用缓泻药、灌肠，或减少阿片类药剂量、合用其他镇痛药。

②恶心呕吐：阿片类药引起恶心呕吐的发生率约30%，一般发生于用药初期，症状大多4～7d缓解，可用甲氧氯普胺等防治，必要时用昂丹司琼或格雷司琼。恶心呕吐持续1周以上者，需减少阿片类药剂量，或换用药物，或改变用药途径。

③镇静：少数病人在用药的最初几天内可能出现思睡及嗜睡等镇静不良反应，数日后症状多自行消失。少数情况下，病人的过度镇静症状持续加重，则应警惕出现药物过量中毒及呼吸抑制等严重不良反应。

（3）不良反应的预防：初次使用阿片类药物的剂量不宜过高，剂量调整以25%～50%幅度逐渐增加。老年人尤其应注意谨慎调整用药剂量。病人出现嗜睡及过度镇静时应注意排除引起嗜睡及意识障碍的其他原因，如脑转移，使用其他中枢镇静药、高钙血症等。

（4）不良反应的治疗：减少阿片类药用药剂量，或减低分次用药量而增加用药次数，或换用其他镇痛药，或改变用药途径。必要时给予兴奋剂。

◎ 非药物治疗

非创伤性物理治疗和心理治疗，有助于缓解部分病人的疼痛，并可能改善他们的生活质量。

1. 物理治疗　①皮肤刺激疗法，如热敷、冷敷按摩按压和摆动；②锻炼活动；③保持舒适体位；④限制活动；⑤对抗性刺激：经皮肤电刺激或针灸。

2．**心理学治疗**　调整情绪和行为的心理学治疗有助于癌症疼痛的治疗，如放松活动和意念训练、转移注意力、宣传教育、心理咨询以及社会支持等。

3．**抗癌及创伤性治疗**　当患者病情允许时，应争取进行手术、放射治疗及化学治疗等抗癌治疗，以利更有效地控制疼痛。对于顽固的局限性剧烈疼痛。可考虑行神经阻滞或神经松解手术等治疗。

多种方法途径镇痛

给药途径：口服给药是晚期癌痛患者首选的给药途径，也可经舌下含服或经直肠给药。芬太尼透皮贴剂是有效的无创给药方法。对于经胃肠道给药不能控制的疼痛，可考虑经静脉给药。在口服、静脉、经皮等途径均失败后或产生难以控制的副作用时，可改用椎管内给药或复合局部神经阻滞疗法。

给药间期：根据药物不同的药代动力学，制定合适的给药间期，规则地给药，使体内维持恒定的镇痛药物浓度，可以提高药物的镇痛效果，还可减少耐药的发生。各种盐酸和硫酸吗啡控释片的镇痛作用可以在给药后 1h 出现，2～3h 达到高峰，可持续 12h，还可联合应用 NSAIDs。透皮芬太尼贴剂的镇痛效果常于给药后 12h 出现，24～48h 达到高峰，可持续约 72h。

1．**消化道给药**　药物给药近来提倡口服为主，对慢性癌痛采用布络芬与美沙酮合用取得了良好效果，用布洛芬 600mg 与美沙酮 2.5～5mg 合用，效果优于单独应用美沙酮，而不增加副作用。且对骨转移癌痛也有较好的镇痛效果。研究中未发现布洛芬对十二指肠黏膜有损伤，认为布洛芬的安全性和较低的副作用是可取的。近年来开发的盐酸双氢吗啡控释片，克服了吗啡的某些不良反应，又增加了镇痛效果。已成为需要麻醉镇痛时的首选药物。不能口服者也可直肠给药。芬太尼、buprenophine 也可舌下给药。

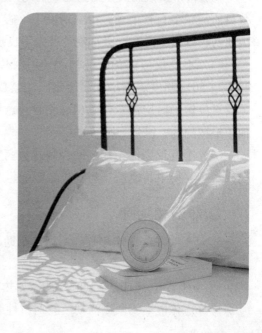

2．**连续皮下或静脉给药**　当大量口服镇痛药不能控制疼痛时，或有严重的胃肠道反应如恶心、呕吐等不良反应时，需采用连续皮下或静脉内输入麻醉

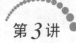

药。Sheider 评估了这种方法，肯定了其给药的安全性和效能，现已普遍应用。

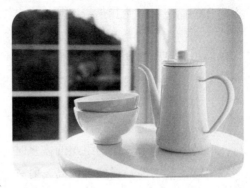

3. **皮肤给药**　近年来由于皮肤生理研究和制药技术的发展，皮肤与黏膜已经作为给药的新途径。有报道，一次芬太尼贴敷镇痛可达 72 h。虽使用方便，但价格昂贵。另外，中药外治法能使药物经皮肤吸收，起效快、安全、方便、毒副作用小。用药 10 min 即可见效，总有效率 79.2%。

4. **病人控制的镇痛**　自控镇痛是一种镇痛新技术，目前在临床已广泛应用。经静脉患者自控镇痛（PCIA）是指患者感觉疼痛时按压 PCA 泵中的启动键通过由计算机控制的微量泵向体内静脉注射设定剂量的药物，其特点是在医师设置的范围内，患者自己按需调控注射镇痛药的时机和剂量达到不同时刻、不同疼痛强度下的镇痛要求。PCIA 较单次给药及应用一次性镇痛泵持续给药安全程度大大提高，但药物的不良反应尚未能完全消除，另外，PCA 泵机械故障也时有发生，为保证疼痛治疗质量，PCIA 必须由以麻醉医师为主要成员之一的急性疼痛服务小组严格按技术规范来实施。PCA 方法 1984 年在美国被有效地应用。它可提供麻醉药的剂量、剂量增减范围和估计 2 次剂量的间隔最短时间，以及提供一个稳定的注药间隔周期。能更好地取得疼痛控制效果，减少麻醉药用量，减少副作用。但其缺点是必须有一定设备，且价格昂贵。并可引起药物外渗、静脉炎及感染等。目前已研制出新型控制药量的镇痛泵，分家庭用、护士用及防止用药过量的 PCA 3 种类型。不仅可防止病人用药过量，还可通过电脑程序控制持续输液中的镇痛药浓度，以维持稳定的镇痛效果，防止病人出现剧痛。

5. **麻醉技术控制癌痛**　神经阻滞在晚期癌痛病人中已应用了多年，近年来提倡在早期癌痛患者中应用。通过导管或泵，连续或间断将药物输入硬膜外或鞘内。此法避免了口服给药和其他方法给药的副作用，同时还减少了辅助药物的应用。但也有学者报道，全身先用阿片类药物治疗的病人，脊柱内再给阿片类药物则无治疗效果。

6. **神经外科技术控制癌痛**　手术治疗的目的是在周围神经与中枢神经之间某一点切断产生疼痛的途径。

7. **神经毁损术**　神经毁损性治疗分为物理性毁损和化学性毁损。物理性毁损主要为射频治疗，化学性毁损主要应用酚甘油和无水乙醇。其原理是使与疼痛有关的神经组织变性，而获得较长时间持续镇痛的一种方法。主要用于顽固的慢性疼痛和癌痛患者，尤其是应用其他姑息方法、药物疗法效果不佳，或对阿片类药物产生明显耐药性不宜继续使用者。射频治疗射频神经毁损是一种微创介入疗法。其优越性为：①定位准确；②程度可控制；③能进行试验性电刺激；④可在麻醉下实施；⑤损伤组织的恢复时间短；⑥比药物性毁损安全性高。射频

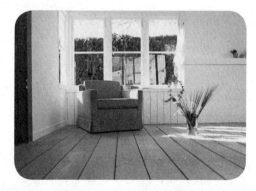

治疗已广泛应用于全身多部位或大范围的癌痛如面部、颈部、胸背部、腰腹部、骶部。化学性毁损化学毁损药又称神经破坏药，依据其性质、浓度、剂量的不同，可对神经组织产生程度不等的破坏作用。临床常用的化学毁损药有苯酚和乙醇。常用于治疗的癌痛为药物镇痛不满意而癌痛又比较局限于某一神经或神经丛、全身转移性癌痛、癌症引起的胸腹腔内脏神经痛。这种毁损方法控制癌痛效果好，但也具有一些难以避免的副作用，技术操作要求高，需要有经验的医师实施。

8.神经切断术　这是通过手术切断神经支配，以达到镇痛的方法。对一些原因明确或定位准确的疼痛可试行相关神经切断。但约有50%的患者在手术后短期内重新出现疼痛。所以，选择这种治疗要谨慎小心。

疼痛的心理护理及物理治疗

首先对患者的疼痛要给予同情和理解，进行心理安慰、鼓励，使其从精神上摆脱恐惧感，有效配合治疗。鼓励患者说出自己的痛苦，及时准确地了解患者疼痛的特点、部位、诱发因素，迅速采取有效措施，减少患者痛苦。

除药物疗法外其他的物理治疗：

1.音乐疗法　音乐直接影响病人情绪，优美委婉的乐曲对人体各系统均产生良好的生理效应，我们给有音乐爱好的癌症患者在睡前或饭后选择相应的乐曲播放，患者的疼痛均得到了一定的缓解。

2.松弛疗法　可镇痛，学习应用松弛疗法使全身肌肉充分放松，这不仅是缓解疼痛、防止疼痛加剧的好方法，而且在疾病的康复过程中，对有效地消除焦虑，帮助病人改善睡眠质量，充分休息，尽快恢复体力都起着非常重要的作用。松弛疗法的具体方法有：①呼吸松弛法；②节律按摩法。

3.分散注意力镇痛　分散注意力的活动多种多样，只要是能够吸引病人注意

力的内容都可以应用到镇痛上来。如听音乐、看电视、听广播等。

（李　佳）

第三节　双膦酸盐治疗骨痛

双膦酸盐类药物已开发出十几种产品，按其分子结构可分为三代：第一代分子结构中的侧链为直烃如氯膦酸、依替膦酸；第二代在侧链中引入氨基，又称为氨基双膦酸盐，如阿仑膦酸、帕米膦酸及奥帕膦酸；第三代结构中具有环状侧链，如利塞膦酸、替鲁膦酸（tiludronate）、伊班膦酸（ibandronate）、英卡膦酸和唑来膦酸。目前最常用于治疗转移性骨痛的双膦酸盐有：氯膦酸、帕米膦酸、唑来膦酸和伊班膦酸。　最近有研究表明，双膦酸盐类药物在达到一定镇痛的同时，具有直接的抗癌特性。其作用机制是通过促进肿瘤细胞凋亡来实现。它也可影响肿瘤细胞在体外的侵袭、黏附、迁移、变性等，因而应用这类药物辅助治疗骨转移正在临床研究中。

双膦酸盐在临床中的应用

恶性肿瘤常伴有骨质丢失，如多发性骨髓瘤、晚期肿瘤的骨转移，常导致患者出现顽固性的疼痛、功能障碍、病理性骨折、脊髓压迫及高钙血症等一系列问题，严重影响患者生活质量。对骨转移患者的治疗，目前临床上除了常规的抗肿瘤治疗外，双膦酸盐类药物也是常用的药物之一。

双膦酸盐与骨有高度的亲和力，它能抑制破骨细胞对骨小梁的溶解和破坏，因此，能阻止肿瘤引起的溶骨性病变、减少骨吸收、减轻疼痛及由骨转移

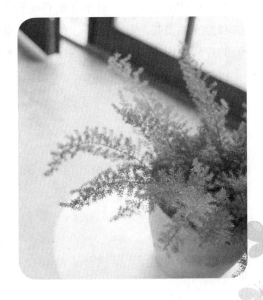

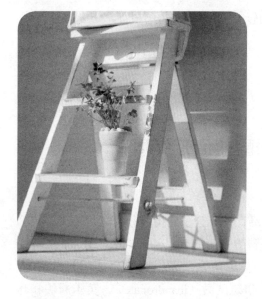

所致的高钙血症及其他相关事件。目前还认为肿瘤细胞能导致骨破坏，而破坏的骨质释放的细胞因子或生长因子又能刺激肿瘤细胞的活性和生长。双膦酸盐类药物能阻断这种作用，减慢骨转移的发生和发展，并导致某些肿瘤细胞的死亡。双膦酸盐对骨质疏松也有一定的疗效。

第一代双膦酸盐类药物羟乙膦酸钠、氯屈膦酸钠，第二代膦酸盐类药物帕米膦酸钠，大量的研究表明这类药物在改善乳腺癌骨转移方面起了较好的作用。第三代双膦酸盐类药物伊班膦酸盐、唑来膦酸，能显著降低恶性肿瘤骨转移的高钙血症，降低尿钙的吸收，并增加骨密度，较少骨代谢紊乱。目前还可以用于治疗绝经后妇女的骨质疏松。

双膦酸盐的应用目前还不能完全代替癌痛的标准治疗——镇痛药物和局部放疗。由于在对照研究中发现双膦酸盐对疼痛有控制作用，对于全身治疗或放疗后仍有疼痛的患者可以应用双膦酸盐类药物。双膦酸盐类药物有较好的耐受性，主要的副作用为体温增高、流感样症状、一过性疼痛、胃肠道反应、一过性肌病、关节病等，偶有注射部位的轻度反应。很少有患者因不良反应而中断治疗。未见到有长期的不良反应。对于多数有明确骨转移的癌症患者，双膦酸盐类药物可提供有意义的支持治疗。进一步的研究应明确何时开始和停止治疗的临床指征，用药的疗程，明确其作为辅助治疗在预防骨转移中的作用以及与其他方法综合治疗骨转移的应用。

（李　佳）

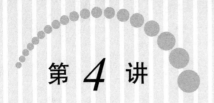

第 *4* 讲

中医治疗——传统抗癌瑰宝

中医对肿瘤的记载可追溯到数千年以前，伟大的医家们对肿瘤的发生、发展有较为深刻的认识，根据中医整体观念和辨证论治思想，产生了以扶正、疏通、祛毒为主的治疗原则，其中部分理论与现代医学观念相当接近，本讲详细阐述中医对肿瘤的认识以及中医药在治疗肿瘤过程中的运用。

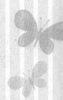

第一节 中医治疗肿瘤有用吗

中医文献对肿瘤的记载

中医学是中华民族 5000 年智慧的结晶，作为中国古代流传最为广泛的医学理论，中医为华夏子孙的生活繁衍、中华民族的兴旺昌盛做出了伟大贡献。那么，中国古代是否有肿瘤这个疾病？我们的祖先又是怎样认识肿瘤的呢？

早在 3000 多年前，殷墟甲骨文上就有"瘤"字的记载，而据公元 610 年的医书《诸病源候论》记载瘤是体内"气血的留结"，或者是人体所产生的某些不正常物质的滞留，着重点是留而不去的"留"字，加上病字偏旁就成为肿瘤的"瘤"字。恶性肿瘤在中医学里叫作"癌"，这是由于恶性肿瘤质地坚硬，部位固定，表面凹凸不平，好像岩石一样，所以称为"岩"。而在古时候"嵒"字的上半部是一个品字，下半部是一个山字，它同岩石的岩字是通用的，所以"嵒"字加上病字偏旁就成"癌"字了。

现在流传的中医文献里，最早对癌的特征作简明叙述的，是公元 1264 年的《仁斋直指附遗方论》，书中说："癌者上高下深，岩穴之状"，并且指出它"毒根深藏"，最后会引起昏迷。《妇人大全良方》中有对乳腺癌的描述："若初起，内有小核，或如鳖棋子，不赤不痛，积之岁月渐大，巉岩崩破如熟榴或内溃洞深，血水滴沥，此属肝脾郁怒，气血亏损，名曰乳癌。"《外科正宗》曰："肉瘤者软若绵，高似馒，皮色不变。"这

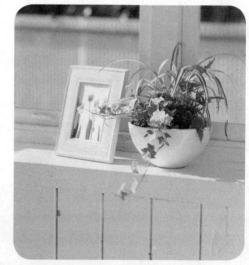

里所谓的"肉瘤"类似于现代医学之软组织瘤，如脂肪瘤或软组织肉瘤等。《医宗金鉴》记载"失荣症生于耳之前后及肩项，其证初起，状如痰核，推之不动，坚硬如石，皮色如常，日渐长大……日久难愈，形色渐衰，肌肉瘦削，愈溃愈硬，色观紫斑，瘤烂浸淫，浸流血水，疮口开大，胬肉高实，形似翻花瘤症"。这里描述的疾病相当于现代医学中颈部及锁骨上区之淋巴瘤或转移性淋巴结肿大、溃烂。《医宗金鉴》则曰：石疽"痈疽肿硬如石，久不作脓者是也。""生于颈项两旁，难消难溃，皮顽之症也。"相似于现代医学中颈部淋巴瘤或淋巴转移癌。

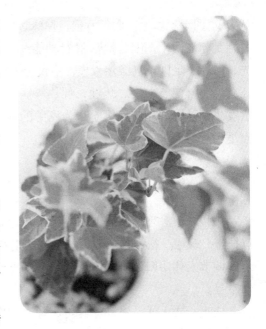

 ## 中医对肿瘤发生的认识

中医学认为肿瘤的病因有外因和内因，外因如六淫，内因如七情内伤、饮食劳逸、体质内虚等，多种病因综合作用使机体阴阳失调，经络气血运行障碍，气滞、血瘀、痰凝、毒蕴、湿聚等相互交结而成：①气滞血瘀、湿痰火热是恶性肿瘤的基本病理变化，古人认为气血是生理活动的基础，二者互相依存，如气郁血滞、痰湿凝聚，则经络不畅，造成神经功能紊乱、内分泌失调，脏腑生理功能失衡就会发生肿瘤。②癌毒内生是发生恶性肿瘤的病理关键，此处所谓癌毒并非西医所指癌细胞对人体组织器官的侵袭及破坏以及癌细胞代谢产物对机体带来的危害，应理解为火毒内蕴，造成热伤气、燔灼脏腑而成肿瘤。这种火是毒，血遇火热则凝，气血紊乱、堵塞经络，凝成肿瘤，而癌瘤病人在临床上常见火毒内蕴之症如邪热盛，呈实热阳毒之象，说明癌瘤正在发展，为病进之征。③正气不足是恶性肿瘤发生发展的内在原因和结果，元气亏虚，或称正虚，气血阴阳亏虚，则免疫力低下。④多因素综合致病，邪深毒盛是恶性肿瘤的病理特点。其中需要注意的是，中医学认为癌症的发生与人的正气强弱密切相关，《灵枢》提出："壮人无积，虚人有之。"《医宗必读》在论述癌的发生指出："积之成也，正气不足，而后邪气踞之。"《景岳全书》强调噎膈之证：少年少见此证，而为中衰耗伤者多有之。"《外科启玄》

认为："四十岁以上，血气亏损，厚味过多所生，十全一二。"都说明了这个观点。特别是年逾四十，正气渐虚，脾肾功能渐弱之人。因肾为先天之本，脾为后天之本，先、后天不足则正气必然亏虚，不仅无力抵御外邪入侵，而且由于脏腑功能薄弱，还会产生气滞、血瘀、痰浊、郁热等病理因素，内外致病因素结合，即可导致癌症发生。这一看法与西医学认为癌肿的发生是由于机体的免疫功能减退有关的观点是相近的。

中医治疗肿瘤的原则

在传统中医理论中，对肿瘤的治疗原则也是根据它的发病原因而定，主要采取扶正、疏通、祛毒三大对策，通过扶正补虚、理气活瘀、化痰散结、攻毒排毒，达到调节人体阴阳、气血、脏腑生理功能平衡，最终使人体达到自然状态下的根本康复。

扶正：扶正就是以补养脾胃、肾之亏虚为重点。脾胃不足则后天生化气血无力，脏腑在执行生理功能时得不到营养的供给，任何治疗都将"事倍功半"。故在中医治疗肿瘤过程中，应首先考虑是否存在脏腑亏虚，而不能一味讲究如何将肿瘤缩小。比如肿瘤患者心脏和血液循环功能往往不佳，所以，要扩张动脉血管送血和循环功能来增强抗病能力。中医所谓的"正气"的另一个解释，在现代医学中可归类于人体内的三个抗癌系统：一是抗癌细胞系统，包括 NK 细胞群、K 细胞群、T 细胞群、LAK 细胞群、巨噬细胞群等；二是抗癌细胞素系统，如干扰素、白介素 -2、白介素 -6、肿瘤坏死因子等；三是抗癌基因系统，如 Rb、p53 基因等均被认为是抑癌基因，可促进癌细胞的凋亡。比如中药的单体研究证明中药扶正药物有抗癌作用，如人参中所含的人参皂苷 Rg3 能抑制肿瘤新生血管的形成；常用补气代表药物黄芪能提高人体白细胞数量，促进 T 淋巴细胞和巨噬细胞的作用。

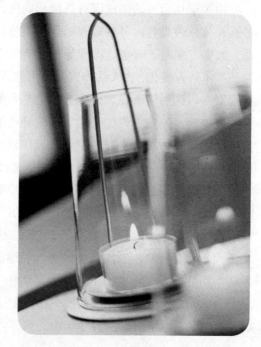

疏通：包括理气、活血、祛瘀、化痰等方面，这些方法在现代医学研究中

也被证实是有效的。肿瘤患者的全血黏度、纤维蛋白原、血小板聚集率、血栓形成系数、循环滞留时间均明显高于正常，晚期肿瘤患者的血小板黏附分子的表达与释放增加，处于广泛激活状态，这些都证实肿瘤跟人体气机不畅造成气滞血瘀、痰凝气聚有关。中药单体研究如莪术中的榄香烯、喜树中提取的喜树

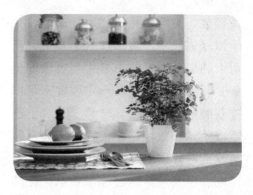

碱、水蛭中的水蛭素等都具有抗凝作用，通过增强血液循环促进抗癌物质进入癌组织的发挥作用。

祛毒：肿瘤的发生发展过程中往往有邪毒在体内郁滞不能外达。现代医学研究认为，肿瘤发生时往往是某些外因激活了体内致癌毒素，从而造成人体正常细胞发生癌变。中药解毒药物大多有抗癌作用，如白花蛇舌草中的熊果酸、龙葵中的龙葵素、蟾酥中的蟾蜍毒素等都有明确的抗癌作用。砒霜在治疗白血病、肝癌中发现可以诱导癌细胞凋亡，理论、实践和实验都证实解毒药物都有肯定的抗癌作用。

其实，癌症的原因和病理是非常复杂的，治疗应该考虑更多的问题。正常细胞癌变是多种原因造成的，有遗传突变问题，有免疫监视失灵和免疫清除失效问题，还有内分泌因素等。既然癌变是多因素造成的，那么治疗癌症的疗效指标就不能仅仅考虑杀伤癌细胞这一方面指标，应该拓宽思路，寻求多方面的治疗药物。中医治疗肿瘤多用复方，是多种药物组合起来服用，它确实不是单方向的杀伤癌细胞作用，很可能还具有调控遗传和免疫机制，调节内分泌代谢等整体作用，是在多环节上产生效果的。所以，中医治疗肿瘤的理论是对每一个人都讲求整体治疗，但对不同的人又讲求个体化治疗，这里所包含的原理一定是多层次、多环节、多方面的，这样疗效就不能仅以是否直接杀伤癌细胞去判定。除了杀伤癌细胞、抑制肿瘤生长、增强吞噬细胞功能、促进癌细胞凋亡、调控遗传表达过程、修复免疫机制等，都在中医治疗中有所体现。中医治疗肿瘤有着几千年的历史，在漫长的生活实践和医疗实践中总结了大量的经验，其作用是不容忽视的。

 ## 中医治疗肿瘤时的作用以及存在的问题

通过数千年来的临床经验以及现代的实验和临床研究证实，中医在肿瘤中的治疗作用主要体现在以下几个方面：①中医药配合肿瘤放化学治疗应用可以

减轻放、化学治疗毒性，提高放、化学治疗完成率，增加疗效；②中医药用于肿瘤手术后的患者不但可以促进康复，更重要的是在一定程度上可以控制肿瘤术后复发、转移；③对于不适应手术和放、化学治疗的患者，包括晚期肿瘤患者，可以在一定程度上控制肿瘤发展，减轻临床症状，提高生活质量，延长生存时间；④在高危

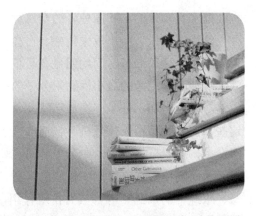

人群中用药，可以预防和减少肿瘤的发生。如此看来，中医是肿瘤综合治疗的重要手段，那么何时应用以中医为主的治疗呢？何时又选用中西医结合治疗？其中存在着极大的临床技巧，需要丰富的临床经验和大量中西医治疗肿瘤的知识。

首先，治疗肿瘤的中医师水平参差不齐，许多医师没有经过肿瘤的专业学习，因此，不了解西医的治疗方法和治疗所带来的效果及毒副反应，无法合理的应用中药并恰当将中医治疗和西医治疗有机的结合起来，相互取长补短，易误治。第二，中医的治疗应该是"有序治疗"与"整体治疗"，既根据病人病情进展、机体邪正消长状态，采取不同的阶段性的治疗策略；何时以扶正为主，何时以祛邪应根据患者的具体情况而定，一些医师缺乏整体治疗观念，往往是一味攻下或一味地补养，而不能进行合理的有序治疗和整体治疗。最后，肿瘤的最佳治疗选择是中西医结合治疗。合理的中医与西医治疗搭配可以明显减轻痛苦，提高疗效，延长患者生存时间。

中医治疗肿瘤是我国肿瘤治疗的特色之一，随着中医介入西医综合治疗肿瘤的行列，中医在治疗、调节、调整围手术、放射治疗、化学治疗而带给患者的种种不适中，正在发挥着巨大的作用，为延长生命期，提高生存、生活质量起着积极的作用。这个作用，就是恢复和重建人体内的动态平衡，中医药不是追求特异对抗肿瘤的方法，而是紧紧依靠人体具有的强大自我抗病能力、自我修复潜力、自我调节功能，去帮助、调节和推动人体实现自我修复的能力。相信随着对中医药治疗肿瘤作用认识的深入，中医药对肿瘤的治疗，对人类的健康将发挥更大的作用。

 名医医案举例

1."催脱钉合蜈蚣粉" 催脱钉、山慈菇、枯矾各8g，炙砒霜9g，雄黄

12g，蛇床子、硼砂、冰片各3g，麝香0.9g；组方二：蜈蚣粉、轻粉6g，冰片0.5g，麝香0.3g，蜈蚣（去头足）4条，黄柏30g，雄黄3g，治疗各种宫颈癌96例，其中近期治愈率达83.33％，对63例随访5~9年均无复发。《中华肿瘤杂志》[1984，（6）：50.]

2．"扶正生津汤" 麦冬12g，天冬12g，沙参10g，玄参9g，生地黄10g，白茅根12根，玉竹9g，金银花9g，白花蛇舌草30g，白毛藤30g，党参12g，茯苓10g，白术10g，甘草3g，丹参15g，治疗鼻咽癌150例，3年生存率72％，5年生存率58％，10年生存率30.8％。《中西结合杂志》[1985，5（2）：83.]

3．"复方守宫酒" 黄酒1000ml，泽漆100g，守宫50g（夏季可用活守宫10条），蟾皮50g，锡块50g，治疗食管癌42例，治愈13例，临床治愈19例，显效7例，无效3例，总有效率92.86％。《北京中医杂志》[1986，3.]

4．民间方"软坚消症汤"药物组成 炒山楂、神曲、炒麦芽、鸡内金、煅瓦楞、木香、陈皮、枳壳、川楝子、延胡索、丹参、桃仁、赤白芍、海藻、牡蛎、夏枯草、党参、甘草、黄芪、蒲黄、仙鹤草、白及，剂量因人而异，治疗贲门癌120例，生存率1年者占31.67％、2年者6.14％、3年者0.96％，胃体癌36例，生存率1年者33.33％、2年者41.38％、3年者4.35％、5年者5.56％，幽窦癌29例，生存率1年者12.12％、2年者22.22％、3年者7.41％、5年者12％。

（章国晶）

第二节　常用的抗肿瘤中成药

 华蟾素注射液

华蟾素注射液是干蟾皮经提取制成的微黄色或淡黄色澄明灭菌水溶液，具有解毒、消肿、镇痛作用。我国第一部药物学专著《神农本草经》这样说："蛾蟆，味辛、寒，主邪气，破癥坚血，痈肿，阴疮，服之不患热病。"中医学认为蟾皮能清热解毒、利水消胀，是治疗痈疽、肿毒、瘰疬、疳积腹胀的良药。现代医学认为干蟾皮提取物制剂能抑制肿瘤细胞DNA复制，杀灭快速增殖的肿瘤细胞，

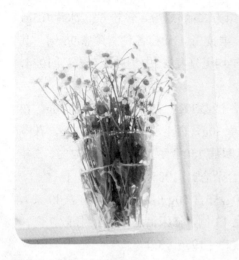

控制肿瘤细胞生长的增殖，并破坏肿瘤细胞生理结构，促进其凋亡。

华蟾素注射液具有广谱抗癌的功效，对于肝癌、胃癌、肺癌、肠癌、食管癌等恶性肿瘤细胞有很好的抑制和杀灭作用，进而起到缩小瘤体的作用，对晚期癌症患者，特别是失去手术、放射治疗条件及不能接受化学治疗的病人来说，是一种有希望的抗癌药物，可明显提高患者的生命质量及延长生存期。同时，华蟾素可通过诱导干扰素、白介素等免疫因子的产生，刺激人体免疫功能，提高免疫自身的抵抗力，预防并发症和恶病质，起到一定升高白细胞、增加淋巴细胞的作用。在肿瘤的放射治疗、化学治疗过程中联合应用，能减少其毒副作用，增强患者对放射治疗、化学治疗的耐受性，并且对肿瘤细胞的耐药性有一定程度的改善，提高肿瘤细胞对放射治疗、化学治疗产生的凋亡诱导作用的敏感性，从而提高疗效或在相同疗效下减少放射治疗、化学治疗的剂量，即与放化学治疗联合应用时具有减毒增效的作用。另外，蟾酥具有一定抗炎症、镇痛的作用，通过联合放化学治疗使缩小肿瘤、抑制癌细胞的浸润和破坏、抑制骨转移、减少神经侵犯，能够有效的缓解和抑制癌性疼痛的进展。

华蟾素注射液对部分病毒如肝炎病毒、疱疹病毒等具有抑制杀灭作用，也可用于慢性乙型病毒性肝炎、带状疱疹的治疗，这样一来，对同时患有肝炎或既往存在肝炎病史的肿瘤患者，该药物成为不错的选择。

目前，研究认为中国人群对华蟾素毒性的耐受水平是比较高的，最大可以达到正常剂量的数倍，但过量的华蟾素注射液可致免疫、血液、循环等系统以及血管刺激性不良反应，以过敏反应和血管刺激性较为多见。在应用时还应该注意一些事项：首先，华蟾素注射液要避免与兴奋心脏的药物如洋地黄类一起使用，因为华蟾素注射液中本身就有能兴奋心脏的成分，如果和对心脏有兴奋作用的药物一起使用会增加这种兴奋作用，导致患者心跳加快，心动过速。第二，对于易发生静脉炎的患者不建议静脉滴注华蟾素注射液，因为静脉滴注会对血管壁有破坏，容易诱发静脉炎。第三，高血糖患者如果使用葡萄糖溶解华蟾素可能会造成患者血糖增高，建议改用生理盐水稀释。如果在华蟾素注射液使用过程中出现一些不良反应，患者应立即停药处理，反应停止后需由医师评估风险才可继续用药，从而达到安全、有效的治疗目的。

复方斑蝥注射液

复方斑蝥注射液是将具有活血化瘀和抗肿瘤功效的中药斑蝥配伍扶正理气的中药人参、黄芪、刺五加，经提取、分离、纯化和结构修饰制成的双向多靶点抗肿瘤中药注射剂，主要功效益气养阴、清热解毒、消瘀散结，具有抗癌及免疫调节作用，在肿瘤临床治疗中应用较为广泛。

斑蝥可直接杀伤肿瘤细胞，其提取物的抗肿瘤活性成分为去甲斑蝥素，对食管、胃、肝、乳腺癌细胞均有抑制作用，目前有研究认为其不产生骨髓抑制，并能促进骨髓造血干细胞向粒 - 单核细胞分化，加速边缘池粒细胞的释放，从而升高血液中白细胞的数量。本复方制剂中还配伍人参、黄芪、刺五加，起到补气生血、扶正抗邪的作用，能显著提高机体免疫力。故复方斑蝥注射液常用于晚期体弱、伴有基础疾病、常感觉乏力的肿瘤患者，联合放射治疗、化学治疗也可产生一定的增效作用，对胃肠道肿瘤、乳腺癌、恶性淋巴瘤、鼻咽癌、妇科肿瘤、食管癌的敏感性较高，对原发性肝癌和中晚期肺癌也有较好疗效。总之，复方斑蝥注射液通过抗肿瘤、提高免疫力、骨髓保护的综合作用最终改善患者的生活质量、延长患者的生存期。

 ## 复方苦参注射液

苦参为豆科苦参属植物，分布于俄罗斯、日本、印度、朝鲜以及中国大陆的南北各省区等地，生长于海拔 1500m 的地区，多生在山坡、沙地、草坡、灌木林中及田野附近，目前尚未由人工引种栽培，其功能主治：清热燥湿、杀虫、利尿，用于热痢、便血、黄疸尿闭、赤白带下、阴肿的治疗。复方苦参注射液是由苦参、白土苓苦参为主要原料，辅以聚山梨酯80、氢氧化钠、冰醋酸等制成，为浅棕色澄明液体，能够清热利湿、凉血解毒、散结镇痛，临床用于癌肿疼痛、出血等。

在复方苦参注射液中发挥抗癌作用的首要物质是苦参碱，其对肿瘤细胞有明显的抑制作用。经过对小鼠进行试验，苦参碱对慢性粒细胞白血病外周多向造血祖细胞集落产生率有显著的抑制作用，抑制率达76%。此外，苦参还有调节免疫功能方面作用，不产生破坏正常细胞，增强淋巴细胞的免疫功能，产生对恶性肿瘤的免疫监视作用，并能够升高白细胞数量，试验证明氧化苦参碱

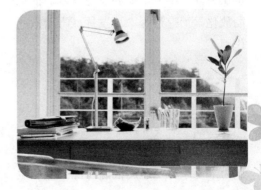

可防止小鼠因各种化学治疗药物所致的白细胞减少症。

由于复方苦参注射液为成品复方制剂，成分较为复杂，目前对复方苦参注射液的研究不如单纯提取物苦参碱透彻，目前认为复方苦参注射液主要通过对肿瘤细胞的杀伤和对肿瘤血管生成方面的抑制作用，减少了肿瘤扩散转移的概率。因此，目前该药物在临床应用中主要针对晚期肿瘤患者以及放射治疗、化学治疗导致白细胞下降时的联合应用。此外，由于苦参具有清热燥湿的功效，对肿瘤产生大量胸腹水的患者进行胸腔或腹腔内注射苦参注射液有助控制胸腔积液、腹水的生成。

而大多数的研究主要集中于复方苦参注射液的临床应用，对其抗肿瘤作用机制的专门研究较少。如果能够对复方苦参注射液进行全方位的拆方研究，将能更好地说明复方苦参注射液的配伍关系和组方理论，对方剂中的有效成分进行萃取，或能更好地服务肿瘤患者。

 ## 消癌平注射液

消癌平注射液是由通关藤根部提取的灭菌水溶液，功效清热解毒、化痰软坚，既能够增强机体的免疫能力，又能够杀灭多种肿瘤细胞，具有显著的抑制肿瘤之功效，并能明显延长癌症患者的生存期，同时还具有消炎、平喘、利尿等治疗作用，尤其适于年老体弱失去手术机会，以及放射治疗、化学治疗效果欠佳的中、晚期恶性肿瘤患者。

通关藤为萝摩科牛奶菜属植物通关散的干燥藤、茎、根，分布于贵州、云南、福建等地，据《中药学》记载："通光藤味苦微寒，入肝肺胃经，抗癌散结、止咳平喘"。云南、贵州民间用其治疗癌症取得良效，临床研究也相继证实消癌平注射液在治疗食管癌、胃癌、肺癌、卵巢癌等实体恶性肿瘤方面的作用，同时，有研究人员认为其在配合早期肿瘤患者术后的辅助放化学治疗过程中可发挥减毒增效的作用。

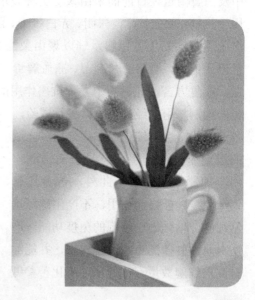

 ## 金龙胶囊

金龙胶囊以鲜守宫、鲜金钱白花蛇为主要原料，运用低温冷冻干燥和生

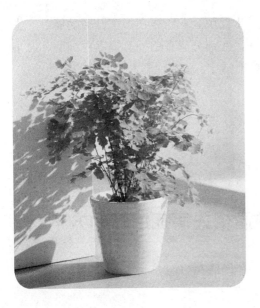

化技术生产而成，对多种癌症和免疫功能失调引起的红斑狼疮等疑难重症具有显著功效，其最大特点是整个加工过程中，未经任何强酸、强碱、高强度机械冲击和高温加热处理，所以，最大限度地保存了动物药天然成分的活性及生态平衡、质量稳定。

守宫，始见于《本草经集注》，为壁虎科动物无蹼壁虎或其他几种壁虎的全体。味咸性寒，有小毒。入血分透筋达络，既善破血散结解毒，又能通经活络而止痛。《本草纲目》称其能治"血积成痞，疬风瘰疬"；《本草求原》称其"咸寒小毒，入血分，治血病……滋阴降痰，为瘰疬症妙品……且毒能攻毒，故治痈疽"，滋阴为其扶正之功，破瘀散结，降痰解毒为其荡邪之效，为金龙胶囊中最主要的药物。

金钱白花蛇，为眼镜蛇科动物银环蛇的幼蛇体。味甘、咸，性温，有毒，功能祛风、通络、止痉，用于风湿顽痹、麻木拘挛、中风口㖞、半身不遂及瘰疬恶疮。过去把它与蕲蛇同作药物，都称"白花蛇"，实际两者并非同科动物，形状也不同，但其功能与蕲蛇相同。其性善走窜，内走脏腑，外彻皮毛，能透骨搜风，祛风邪，通经络，定惊搐，止瘙痒，并能以毒攻毒，《本草纲目》称"白花蛇能透骨搜风，截惊定搐，为风痹、惊搐、癫癣恶疮要药，取其内走脏腑，外彻皮肤，无处不到也"。《玉楸药解》称白花蛇能"通关透节、泄湿驱风"，该药与守宫等药相配合，更突出了破瘀散结，解郁通络之功。

金龙胶囊经过严格的临床前动物实验和临床实验证明其通过提高机体免疫力、抑制肿瘤生长、转移、复发、减轻放化学治疗的毒副作用等多种途径起到治疗恶性肿瘤的作用。经过严格的急性毒性、长期毒性实验及30 000余例患者临床应用均未发现明显毒性反应。现代医学研究发现金龙胶囊的主要抗肿瘤作用在于：①阻滞有丝分裂：使分裂期的瘤细胞减少，从而抑制肿瘤细胞增殖；②直接杀灭细胞；③抑制血管生成：肿瘤的复发、转移均需要新生血管的形成，而肿瘤细胞的生长增殖也需要血液的营养供应，抑制新生血管网络形成，是防止肿瘤复发转移、抑制肿瘤生长的一个重要因素；④影响细胞代谢：影响细胞内外的物质交换、能量交换和跨膜信息传递，大大强化了细胞的新陈代谢，有利于增强人体的抗病能力；⑤诱导细胞分化。在临床试验中，未发现金龙胶囊在损害肝肾功能、产生骨髓抑制、损害免疫功能方面的不良反应，在部分患者中尚有提高白细胞、血小板作用。临床多用于中晚期恶性肿瘤的单独治疗、恶性肿瘤术前术后的辅助治疗、缓解放射治疗化学治疗的毒副作用等。

（章国晶）

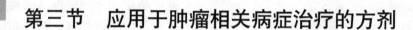

第三节　应用于肿瘤相关病症治疗的方剂

1. 化放疗后白细胞下降

（1）人参 5g，党参 10g，白术 10g，山药 15g，黄芪 15g，枸杞子 15g，女贞子 10g，水煎服，每日 1 剂，分 2 次口服。

（2）生黄芪 15g，甘草 5g，党参 10g，当归 10g，白术 10g，陈皮 10g，升麻 10g，柴胡 10g，水煎服，每日 1 剂，分 2 次口服。

2. 化学治疗相关性腹泻

（1）人参 5g，茯苓 15g，当归 10g，白术 15g，肉豆蔻 10g，肉桂 5g，诃子 15g，升麻 10g，可加用黄芪，枸杞子，女贞子，水煎服，每日 1 剂，分 2 次口服。

（2）人参 15g，莲子肉 10g，薏苡仁 10g，茯苓 15g，白术 15g，砂仁 10g，山药 15g，石榴皮 10g，水煎服，每日 1 剂，分 2 次口服。

3. 化学治疗后脱发　当归 20g，黑芝麻 30g，何首乌 15g，黄精 10g，桑椹 30g，枸杞子 15g，菟丝子 10g，女贞子 10g，柏子仁 10g，桑白皮 10g，川芎 10g，黄芩 10g，水煎服，每日 1 剂，分 2 次口服。

4. 喉返神经麻痹　僵蚕 15g，水蝴蝶 10g，蝉蜕 5g，白蒺藜 10g，百合 15g，全瓜蒌 10g，浙贝母 15g，北沙参 15g，麦冬 15g，紫菀 10g，枇杷叶 10g，前胡 10g，水煎服，每日 1 剂，分 2 次口服。

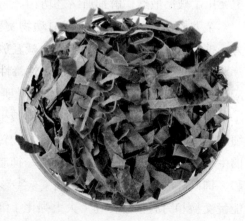

5. **放射性肺炎，肺纤维化** 当归10g，沙参20g，生黄芪15g，丹参10g，百合20g，紫菀10g，石斛20g，贝母10g，枇杷叶10g，杏仁10g，木蝴蝶10g，水煎服，每日1剂，分2次口服。

6. **癌性腹水**

（1）葶苈子10g，大枣10g，桑白皮10g，牵牛子10g，猪苓10g，泽泻10g，生薏苡仁20g，车前子20g，浓煎30～40ml，冰片5g兑入，外敷腹壁，每日1次。

（2）茯苓10g，猪苓10g，泽泻10g，大腹皮10g，桂枝10g，车前子20g，桑白皮10g，冰片5g，水煎服，每日1剂，分2次口服。

7. **解热镇痛出汗**

（1）黄芪30g，麻黄根30g，牡蛎30g，浮小麦30g，五味子30g，诃子30g，水煎服，每日1剂，分2次口服。

（2）冰片、五倍子、郁金以1：3：3比例研末敷脐。

8. **化学治疗过程中出现发热** 金银花15～30g，连翘15～30g，山豆9～15g，射干9～15g，板蓝根30g，蒲公英30g，黄连6g，水煎浓缩至100ml，早、晚各服50ml。

9. **化学治疗后口腔溃疡或咽喉肿痛** 生黄芪15g，大生地黄15g，玄参9g，金银花15g，板蓝根15g，山豆根9g，黄连6g，水煎浓缩至100ml，早、晚各服50ml。

10. **化学治疗后气血双亏，体弱多寒** 党参30g，当归30g，熟地黄15g，鸡血藤15～30g，阿胶9g，三七1～1.5g，黄精15g，紫河车6g，龙眼肉9g，大枣7枚，水煎服，每日1剂，分2次口服。

11. **化学治疗后气血虚弱偏热证** 生黄芪9～30g，沙参12g，生地黄12g，西洋参3～6g（另包单煎单服），丹参15～30g，水煎服，每日1剂，分2次口服。

12. **化学治疗后心肌损伤** 炙甘草15g，人参7g，生地黄30g，桂枝12g，麦冬10g，酸枣仁10g，阿胶10g，五灵脂10g，茯苓10g，生姜6g，蒲黄5g，大枣3枚，水煎服，每日1剂，分2次口服。

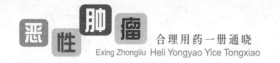

13. 化学治疗后食欲缺乏

（1）脾胃虚寒，喜食热饮者：党参 10g，焦白术 10g，茯苓 10g，甘草 8g，陈皮 10g，半夏 8g，木香 10g，砂仁 10g，水煎服，每日 1 剂，分 2 次口服。

（2）胃脘饱胀，胸肋窜痛者：当归 10g，白芍 10g，茯苓 10g，焦白术 10g，甘草 8g，炒柴胡 6g，水煎服，每日 1 剂，分 2 次口服。

（章国晶）

第四节　中药煎服小常识

　　煎药、服药是中药汤剂在使用时的最后两道工序，在开了准确的处方、抓了优良的药物后，煎煮及服用方法对总体疗效有重要的影响，甚至直接关系到临床治疗结果的成败。因此，学会如何正确的煎药和服药，是非常重要的。

　　煎煮容器的选择：可用于煎煮中药的容器有砂锅、陶罐、铝锅、搪瓷器皿、不锈钢器皿等具有传热均匀、化学性质稳定、散热慢特点的器皿，其中尤宜采用砂锅和陶罐；忌用铁、铜、锡等金属类容器。研究结果表明，铁锅在煎煮山楂、五倍子、大黄等中药时，药物中的鞣质与铁锅中的铁原素发生化学反应，生成不溶于水的鞣酸铁，不但影响了药物的疗效，而且使药味变得苦涩，同时有铁锈味，药液外观呈深紫色或墨绿。

　　浸泡不容忽视：目前用于临床治疗的大多数药物均为干品，如不经过浸泡而只接煎煮不利于药物的有效成分析出，如经过一定时间的浸泡可使药物的表面湿润、变软、植物细胞膨胀，同时可以有效地防止药材组织的蛋白质在加热煎煮过程中受热固化、淀粉糊化，从而影响有利于药物有效成分的析出，最终导致临床治疗效果不理想。如茵陈蒿汤所用的药物经用冷水浸泡后煎煮，其有效成分可析出 30.98%，而在未浸泡

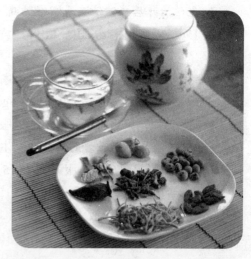

的情况下煎煮，其有效成分析出率仅为
23.74％。

水源及水量的把握：水源有乡村与
城市的区分，乡村应尽量选取质地纯正
的泉水或井水，城市自来水应先沉淀后
再取用，最好选用纯净水，并应选用冷
水。煎药时水量控制方法如下：①将饮
片置煎锅内，加水至超过药物表面 3～5
厘米为度，第二煎可超过药渣表面 1～2
厘米；②按每克中药加水约 10 毫升计
算，然后按总药量计算总加水量，将其
中 70％用于第一煎，余下的 30％留作
第二煎；③根据中药的吸水性大小、煎
药时间长短、水分蒸发的多少以及所需
药液的多少来具体掌握加水量。

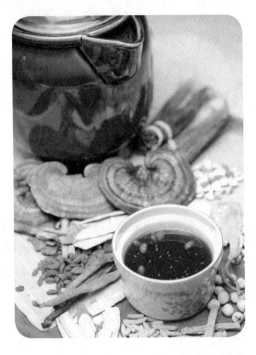

煎煮火候、时间和次数：由于采用直火的火候容易控制，因此，在中药煎煮
时一般采用直火加热法。解表药应用武火速煎，头煎煮沸后煎 10～15 分钟，二
煎煮沸后煎 10 分钟。如需三煎，煮沸后 15 分钟。为了避免挥发成分损失在煎药过
程时，不宜频繁打开锅盖。滋补药宜在沸后慢煎 40～60 分钟。研究结果表明，
党参在煎煮时间不低于 120 分钟时方可最大限度的使有效成分析出；当归煎煮 3h
阿魏酸提取量最高。中药汤剂每煎 1 次，其有效成分可析出约 45％，在通常情况
下煎服 2 次即可将药物有效成分的 90％析出。如果只煎煮 1 次则有效成分损失在
55％左右，煎煮 3 次以上则易析出与治疗无关的成分，不利于疾病的治疗，甚至
会产生副作用，因此，以煎药 2 次为佳。临床治疗时应根据具体的需求灵活变通，
如需利用大黄的泻下作用时，煎 1 次即可。

药物煎煮顺序：介质类、矿物质类药物由于其质地较为坚硬，在煎煮时间过
短时其有效成分不易析出，如磁石、龙齿、龟甲、鳖甲、生石膏等，在煎煮前应
先将药物打碎并先煎、久煎。一般应在煮沸后 20 分钟后再下其他药物同煎。还
有些药物因含泥沙等杂物不宜和其他药物共煎，需先煎取汁，再以此汁煎煮其他
药物，如生铁落、糯稻根等。此外，对于一些有毒的药物需先煎、久煎去除毒性，
如川乌、草乌、附子等。而对于一些含有起治疗作用的易挥发气味的芳香药物，
煎煮时间应少，以减少药效成分的丢失，如砂仁等。

特殊煎法：旋覆花、辛夷等药物带有绒毛，煎煮时如直接和其他药物混煎，则

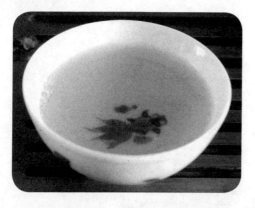

可刺激咽喉部，引起咳嗽、呕吐等不良反应，因此，宜包煎，以减少对咽喉部的刺激，减少患者的痛苦。再如蒲黄、海金沙等药物呈粉状，因个体药物体积小，表面积大，不能与水进行充分接触，直接与其他药物煎时，会使汤剂浑浊不清，因此，宜采用包煎的形式进行煎者，但不宜包得过紧，以免影响有效成分的析出。阿胶、龟胶、鹿角胶等由皮、骨、甲、角经特殊加工制成的胶状物的药物，需进行烊化（将药物放入碗中，加少量水，放在锅中隔水蒸炖，不时用筷子搅拌）后，与煎好的药汁和匀服用。这样既可防止煎药时药物粘底糊锅，又可避免药物有效成分被药渣吸去。

（章国晶）

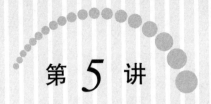

第 5 讲

常见肿瘤的合理用药

　　据统计,目前我国发病率最高的恶性肿瘤包括肺癌、乳腺癌、胃癌、结直肠癌及肝癌,这些肿瘤极大地威胁着我国人民的身体健康。每一种肿瘤既具有所有肿瘤的共同点,也分别有不同之处。了解每种肿瘤的特点才能更有针对性的治疗。每种常见肿瘤都有不同的治疗办法,化学治疗、靶向治疗、内分泌治疗这些治疗手段需要在专科医师指导下合理选择。只有合理采取的综合治疗措施,才能取得良好的疗效。

第一节　肺癌的合理用药

肺癌组织学分类

随着新世纪的到来，吸烟习惯的改变将会在很大程度上影响全世界肺癌的发生率和病死率。这些变化同时也会影响到肺癌的组织学类型。很多年来鳞状细胞癌是世界上最常见的肺癌类型。而近 20 年腺癌以呈逐年上升的趋势，并已被认为是某些国家最常见类型。

自 1981 年公布 WHO 分型后，对某些肿瘤有了更进一步的认识。特别是免疫组织化学技术、电镜的应用及分子生物学的研究认可了大细胞神经内分泌癌，并修改了不典型类癌的诊断标准，肺神经内分泌肿瘤的概念已被重新界定。

1999 年世界卫生组织对肺肿瘤制定了新分类标准，下面主要介绍肺癌的分类。

1. 鳞状细胞癌
变异型
（1）乳头状
（2）透明细胞
（3）小细胞
（4）基底样
2. 小细胞癌
复合性小细胞癌
3. 腺癌
（1）腺泡样
（2）乳头状
（3）细支气管肺泡癌：①非黏液性；

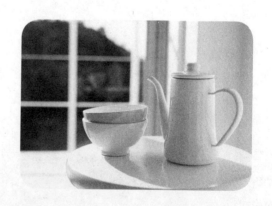

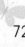

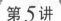

②黏液性；③混合黏液与非黏液或中间细胞型。

（4）伴黏液的实性腺癌

（5）伴有混合亚型的腺癌

（6）变异型：①分化好的胎儿腺癌；②黏液样（胶样）腺癌；③黏液样囊性癌；④印戒细胞腺癌；⑤透明细胞腺癌。

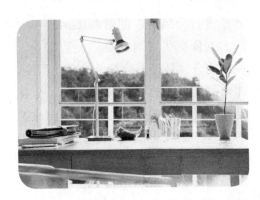

4．大细胞癌

变异型

（1）大细胞神经内分泌癌

　　复合性大细胞神经内分泌癌

（2）基底细胞癌

（3）淋巴上皮样癌

（4）透明细胞癌

（5）具有横纹肌样表型的大细胞癌

5．腺鳞癌

（1）伴有多形性、肉瘤性或肉瘤样成分的癌；伴有梭形和（或）巨细胞的癌：①多形性癌；②梭形细胞癌；③巨细胞癌。

（2）癌肉瘤

（3）肺母细胞瘤

（4）其他

7．类癌瘤

（1）典型类癌

（2）不典型类癌

8．唾液腺型癌

（1）黏液表皮样癌

（2）腺样囊性癌

（3）其他

9．其他　无法分类的癌。

肺癌的病理分级

为了表示肺癌恶性程度的高低，在病理诊断中常需根据显微镜下的观察对

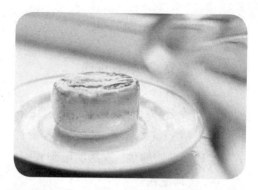

肺癌进行分级，以便对临床治疗和预后的判断提供参考指标。一般来说，肿瘤的分级是根据癌细胞的分化程度，即癌细胞异型性大小来确定的。分化是指从胚胎时的幼稚细胞逐步向成熟的正常细胞发育的过程。异型性是指无论细胞形态还是组织结构都失去正常细胞形态或组织结构的表现。肿瘤细胞形态或组织结构愈接近或相似于正常细胞或组织结构说明肿瘤愈分化好或高分化，即异型性小；如细胞形态或组织结构愈远离或不相似于正常细胞或组织结构，说明肿瘤愈分化差或低分化，即异型性大。分化与异型性是对癌细胞进行形态描述时常用的两个术语，故癌组织分化的好或差及异型性大或小，一般表现在细胞形态或组织结构两个方面。

肺癌的分级多用于鳞癌或腺癌。总的来讲，肺癌的分型及分级原则是：分型是按其分化最好的成分定，而分级是按其分化最差的成分定。因此，如果一个肿瘤的大部分是未分化成分，但含有局灶鳞状细胞癌或腺癌成分，它就被分为分化差的鳞状细胞癌或腺癌。

肺癌的分级一般分为3级：Ⅰ级为分化好的（高分化），Ⅱ级为分化中等的（中分化），Ⅲ级为分化差的（低分化）。Ⅰ级恶性程度低，Ⅱ级恶性程度高，Ⅲ级居中。肺的小细胞癌和大细胞癌，从分化程度上看均为分化差的癌，故不再分级。在肺的神经内分泌癌中，类癌为分化好的，不典型类癌为分化中等的，小细胞癌为分化差的。

近年来，肿瘤的多学科治疗有了很大的发展，在相当多的肿瘤治疗中取得较好的疗效，提高了治愈率。肿瘤的治疗已进入多学科治疗的新时代。肺癌的多学科治疗日益受到重视，化学治疗在肺癌的多学科治疗中起着重要的作用。新的化学治疗药物、新的化学治疗方案的应用进一步提高了综合治疗效果。

 ## 非小细胞肺癌的化学治疗

◎ 非小细胞肺癌应用化学治疗的理论基础

1. 非小细胞肺癌在诊断时大部分已播散　腺癌、鳞癌和大细胞末分化癌，统称非小细胞肺癌（NSCLC），占所有肺癌的75％～80％。首次诊断时，约50％NSCLC患者临床检查发现胸外转移，还有10％～15％属局部晚期肿瘤无法切除，剩下患者中 50% 以上发生手术后复发或远隔转移：这意味着 3/4 以上的 NSCLC 患者在病程的某一阶段适合全身化学治疗或联合化学治疗、放射治疗。

2. 微转移　所谓微转移是指用常规临床病理学方法不能检出的恶性肿瘤转移。微转移的肿瘤细胞常以单个或微小细胞团的形式存在。在非小细胞肺癌中，恶性细胞区域和远处器官转移播散可能发生在原发肿瘤的早期。近几年，有几个研究组，应用免疫织化技术结合单克隆抗体对表面特殊蛋白的检查，已经证明单个肺癌细胞能播散到区域淋巴结和远处器官，如骨髓。

3. 预后因素　非小细胞肺癌的预后因素对化学治疗疗效有重要影响。主要的预后因素有 3 个：体重下降、病期和功能状态。而这边与肿瘤的特征和肿瘤本身负荷有关系。没有症状的患者疗效最高，当出现症状时，疗效下降。功能状态直接与疗效相关，即功能状态越低，疗效越低。功能状态与肿瘤负荷，即细胞数有关。肿瘤负荷高的患者，有效率也较低。文献资料提示，辅助化学治疗在低肿瘤负荷时对非小细胞肺癌患者是有益的。

◎ 化学治疗的一般原则

手术治疗 I、II 期的患者获得最好的效果。然而绝大部分患者既有远处转移（IV 期）又有局部晚期（III A 和 III B）。如果要治愈这些患者，全身治疗，即化学治疗是必须的。对 IV 期非小细胞肺癌患者，化学治疗为首选治疗。在这种情况下，延长生存期、改善临床症状是治疗的目的，但也有通过多学科治疗治愈者。

对 III A 和 III B 期非小细胞肺癌患者，采用手术或放射单一方式，仅有小部分可治愈。如果要达到 5 年治愈，需要多学科治疗。化学治疗是多学科治疗组成的一部分，治疗以根治为目的。希望化学治疗组成的综合治疗能导致不仅是增加中位生存期，而且也增加长期治愈的百分比。治疗的策略是对那些完全切除的患者行辅助化学治疗和诱导化学治疗（新辅助化学治疗）或化学治疗和放射治疗。理论上，辅助化学治疗和诱导化学治疗是改善全身隐匿的微小转移灶的控制，同时化放疗是增加放射疗效，从而增强局部区域病灶的控制。

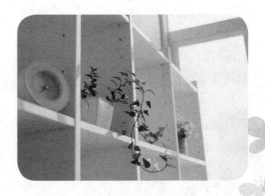

I、II 期癌切除术后，I 期患者的 5 年无病生存率为 50%，II 期为 35%。治疗失败的原因多数为远处转移：合理的术后治疗，包括化学治疗可使病死率降至 13%。对 I、II 期非小细胞肺癌患者如何作术后辅助治疗，值得研

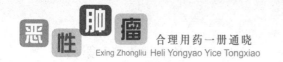
究。微小转移灶检测阳性者，应视为辅助化学治疗的指征。

◎ 有效的化学治疗药物

目前单一的药物中只有顺铂和卡铂能提高患者的生存率，因此，联合化学治疗方案中新药都倾向于与顺铂或卡铂合用。这些联合化学治疗方案是当前临床治疗 NSCLC 的公认标准方案。

现有的经临床试验证明有疗效的联合化学治疗方案较多，有报道多西紫杉醇联合顺铂，长春瑞滨联合顺铂的 NP 方案，健择联合顺铂，伊立替康联合顺铂，紫杉醇联合卡铂等，这些联合化学治疗方案均显示提高了患者平均存活数，1年存活率，但总体疗效有限，现在还没有任何一个联合化学治疗方案的治疗缓解率超过 20%，并显示出比其他方案有绝对优势，因此，呈现多个方案并存的局面。联合化学治疗的毒副作用主要是骨髓抑制，肝肾毒性和消化道毒性，虽然可以有一定程度的耐受，但仍然有很多患者无法忍受而退出治疗。

1. 顺铂及其他铂类药物　尽管其他的化学治疗药的单药反应率可高于顺铂，顺铂仍然是联合化学治疗中重要的药物组成。顺铂仅有轻微骨髓抑制，而且在体内与体外均与几种其他的化学治疗药有协同作用：为此，它成为大多数联合化学治疗方案核心成分。顺铂也可与放疗同时应用而无严重毒性。

其他的铂类化合物包括卡铂和异丙铂。这两种药物对初治患者的单药反应率均 < 10%。尽管反应率仅为 9%，但对Ⅳ期患者单独用卡铂化学治疗者生存期高于应用其联合方案者。尽管卡铂骨髓抑制更强，但卡铂的胃肠道毒性和肾毒性比顺铂小。

2. 紫杉烷类　紫杉醇（紫杉醇）是一种新型细胞毒性药物，从紫杉树皮中提取。通过诱发微管蛋白过度集聚，干扰正常细胞分裂活动来抗肿瘤。紫杉醇单药化学治疗反应率在 20% 以上。剂量限制毒性包括粒细胞减少及周围神经病变。

多西紫杉醇是半合成紫杉醇，与紫杉醇作用机制相同，活性范围也与紫杉醇相似。对初治患者治疗的总体反应率为 18%～38%（平均 25%）。多西紫杉醇的剂量限制毒性是骨髓抑制。除骨髓抑制外其他毒性不良反应轻微，与紫杉醇一样，先用可的松可预防过敏反应。使用时间长，多西紫杉可导致水肿及胸腔积液，但应用可的松可减轻此毒性。

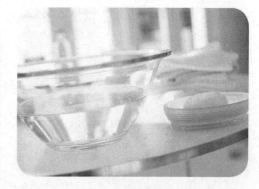

3. 吉西他滨　吉西他滨为阿糖胞

苷同类物，对 NSCIC 作用明显。几项Ⅱ期研究对 600 多例患者进行了治疗反应评估，总体反应率 20％以上。吉西他滨仅有轻到中度恶心、呕吐，即使用药剂量很大、4 级骨髓抑制也很少见。无脱发现象。

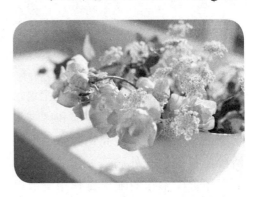

◎ 联合化学治疗

对 NSCLC，联合化学治疗与单药化学治疗相比，联合化学治疗反应率高。一般而言，化学治疗对于局部晚期及弥漫性病变的生存期稍有延长。即使在一些对照研究中已显示出这种生存时间的延长具有统计意义，但一些肿瘤医师对争取到的很短的几周至几个月的生存期与毒性不良反应及治疗费用相比是否值得这一点上持有不同的观点。晚期疾病，化学治疗不可治愈，其生存曲线呈指数型，无平台期。当对分期较早的肺癌联合化学治疗时如果生存曲线仅轻微左移、单纯中位生存期延长，而无平台水平及治愈率的增高，不能将这种联合化学治疗方案视为有效。晚期 NSCLC，新的化学治疗方案应该使生存期增长 1 年以上的患者绝对数增多。目前，顺铂或铂剂是大多数 NSCLC 联合化学治疗方案中的基本组成。

◎ 手术联台化学治疗

1. 术前化学治疗　术前化学治疗属于新辅助化学治疗，即局部区域治疗前的化学治疗，是最早时间应用药治疗的特殊策略。

（1）术前化学治疗的优点

①使原发肿瘤缩小，降低临床分期，提高手术的切除率，减少功能缺损。

②消灭微小转移灶，避免体内潜伏的微小转移灶在原发肿瘤切除后由于体内肿瘤量减少而增殖，使肿瘤细胞活力降低，在手术时不易播散。

③可从切除的肿瘤标本中了解化学治疗的敏感性，通过评估最初治疗方案对原发肿瘤的疗效，为之后辅助用药提供指导。

④术前化学治疗作为防止抗药的方法可能起着重要作用。在肿瘤中存在抗药的细胞，肿瘤负荷后开始化学治疗，常常没有抗药现象出现，术前化学治疗消灭敏感的肿瘤细胞，然后手术切除包括不敏感的瘤细胞。

（2）术前化学治疗的效果：术前化学治疗开胸探查的结果有力地证明了联合化学治疗对非小细胞肺癌的效果。文献资料表明，术前化学治疗跟着手术作为边缘切除的ⅢA 和ⅢB 期非小细胞肺癌的方法是有其实际应用价值的。

①术前单用化学治疗的效果：术前化学治疗的效果可以通过完全切除率、病理完全缓解率和生存期来评估。

②术前化放疗的效果：理论上讲，术前化学治疗可使原发肿痛和区域淋巴结的肿瘤缩小，提高切除率，并可清除隐伏的胸腔外病变。化放联合，可保留化学治疗的细胞毒作用与放射增敏作用。术前化放联合可达到比单用术前化学治疗较高的切除率。由于局部肿瘤切除控制的益处，从而转化为生存期的延长。

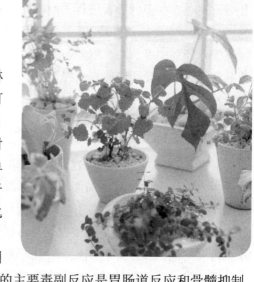

（3）术前化学治疗、化放疗的毒副反应及并发症：术前化学治疗、化放疗的主要毒副反应是胃肠道反应和骨髓抑制、肺损伤、食管炎及白细胞下降所致感染败血症。文献报道，术前化学治疗所致威胁生命的并发症的发生率为 0%～15%，术前化放疗为 3%～15%。

白细胞下降是常见的毒性反应，因此，并发的感染也是最常见的。这可采用支持治疗、集落刺激因子和抗生素防治。

术前化学治疗或化放疗可引起组织坏死和组织纤维化，导致解剖层次的破坏，给随之进行的手术带来操作上的困难，但术后并发症并不多见。

（4）术前化学治疗的前景：术前化学治疗的作用，在边缘可切除的Ⅲ期非小细胞肺癌的治疗中已确认。术前化学治疗放疗治疗Ⅲ期非小细胞肺癌已经进行了试验，有鼓舞人心的结果。术前化放疗与术前单用化学治疗治疗Ⅲ期非小细胞肺癌的研究表明，术前化放疗中的放射作用使切除率和无复发生存率明显高于术前单用化学治疗。但仍需进一步研究。

术前化学治疗，每天 1 次放射和每天 2 次放射治疗非小细胞肺癌的研究结果很好，毒性能耐受。每天 2 次放射主要剂量限制器官是食管。

术前化学治疗，每天 1 次放射和每天 2 次放射的混合方案、探索应用新的化学治疗药物、化放疗之间的关系是重要的新课题。术前化学治疗接着手术，应用 20 世纪 80 年代的化学治疗方案治愈 30%～35% 的Ⅲ期非小细胞肺癌患者，20 世纪 90 年代许多新药问世，治愈率为 40%～45%。要使Ⅲ期非小细胞肺癌的 5 年治愈率达到 50%，仍需探索新的方案。有效的新药，去甲长春碱、紫杉醇、多西紫杉醇、吉西他滨、依林特肯等在术前化学治疗新的研究方案中起着重要作用。

2.术后化学治疗　术后辅助化学治疗是肺癌多学科治疗中值得探讨的方法之一。

（1）肺切除术是治疗肺癌的主要方法之一，但标准手术切除，按新的国际分期，术后5年生存率，ⅠA期61％，ⅠB期38％，ⅡA期34％，ⅡB期24％，ⅢA期13％，ⅢB期5％。手术失败的主要原因是局部切除不彻底，术前已有潜在的远处转移和多个播散微小转移灶。直接影响手术疗效的复发或转移与残存病灶和微转移灶相关。术后抗癌药的应用是控制、消灭残存和微小转移灶的重要手段。

（2）肿瘤负荷与疗效：癌症化学治疗中最明确的论证表现之一是肿瘤负荷与药物可能治愈性两者之间呈负相关，即肿瘤越小，化学治疗效果越好。试验辅助化学治疗模型证明，如果原发肿瘤被手术切除，然后化学治疗，有可能治愈微小转移灶。肿块和可治愈性之间这种关系在许多恶件肿瘤中存在，有最少肿瘤负荷的患者有最多治愈的可能性。在肺癌患者中，手术切除肿块后，肿瘤负荷明显减少，此时给予化学治疗，成功的可能性大。

（3）术后化学治疗的效果：辅助化学治疗的生物学效果明确，能改善生存率，但生存率优势常表现在中位生存期上，而无长期效果。综合文献报道的资料，从理论上讲，非小细胞肺癌术后辅助化学治疗是可行的，从现实而言，术后辅助化学治疗是必须进一步研究的课题。

（4）术后化学治疗时机：非小细胞肺癌术后辅助化学治疗的时机和周期数均不一致。大多数作者报道，联合化学治疗在术后3～4周开始，治疗周期为4～6个周期。

◎ 化学治疗联合放疗

1/3 NSCLC患者病变局限于胸部，但侵袭太广泛不能手术切除。对ⅢA和ⅢB局部晚期肿瘤的标准治疗是胸部放射，可使相当比例的患者肿瘤缩小，放射治疗通常可缓解症状，但是，几乎没有人被治愈，5年生存率10％左右。

大多数Ⅲ期患者死于远处转移，这促进了包括化学治疗在内的多学科综合治疗的发展。这种治疗的目的在于根除微转移灶。除了全身作用外，化学治疗还有助于对肿瘤的局部控制。当与放射治疗联合应用时，化学治疗药可作为放射增敏剂，而对诱导化学治疗有反应、体积减小的肿瘤而言，放射治疗更有效。

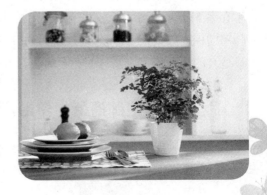

1.应用化放疗的策略　目前化放联合有3种治疗策略。

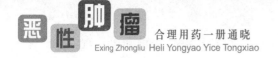
（1）同时应用

①同时连续应用：每天连续放疗直至达放疗总量。化学治疗可如常规，每3～4周给予，连续或每天输注。在诱导治疗开始应用化学治疗和放射治疗，允许在最短的时间内给予最大强度的两种治疗。这种策略使交叉抗药的癌细胞的产生减到最低限度，因为两种治疗之间没有时间间隔。这能使微小转移灶早期得到治疗。最大缺点是毒性增加。

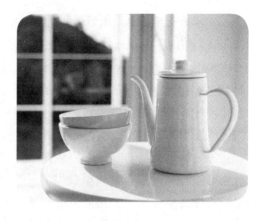

②间歇同时应用：每3～4周间隔给予常规化学治疗，同时给予放射治疗。

（2）序贯治疗：按时分别给予足疗程化学治疗和足疗程放射治疗，可以先给足疗程化学治疗后给足疗程放射治疗，或给足疗程放射治疗后给足疗程化学治疗。这种策略的主要优点之一是避免了两种治疗方法同时给予的过度毒性，对宿主的毒性减少。主要缺点之一是治疗强度减小。因此，在治疗期间，肿瘤细胞再增殖的可能性增加。还有，在放射治疗前给予足疗程化学治疗，就会增加耐化学治疗肿瘤细胞集结的可能性。

（3）交替治疗：这种策略是企图最大限度发挥同时和序贯给予治疗的优点，尽可能克服化放联合治疗的缺点。如常规化学治疗一样，每3～4周间隔给予化学治疗，放射治疗在化学治疗2个疗程之间给予。目的是提供两种治疗的短暂的间隔，以便在诱导治疗开始时同时给予化学治疗和放射治疗而不降低每一种治疗的强度或剂量。这方案通过化放疗之间的短时间间隔减少毒性，最大限度减少对每一种治疗抗拒的肿瘤细胞集结，并对微小转移灶提供早期化学治疗。

2. 治疗非小细胞肺癌的疗效　文献报道，局限晚期不能手术的非小细胞肺癌，常规标准放射治疗，中位生存8～10个月，2年生存率10%～20%，5年生存率5%～10%。化放联合方案，被认为是目前治疗不能手术的Ⅲ期非小细胞肺癌的标准方案，三种联合方式都有其理论依据，但文献报道的结论不是一致的。最适合的化学治疗方案与最适合的联合方式仍需进一步研究。

 ## 小细胞肺癌的化学治疗

小细胞肺癌（SCLC）占肺癌新发病例的20%～25%，多数病例与吸烟有关。确诊时几乎有60%的患者已属于广泛期SCLC（X线或临床检查有转移的证据），其余患者为局限期 SCLC。在所有的不同细胞类型的肺癌中，SCLC 对于放射治疗和许多不同的化学治疗药物最敏感。在联合化学治疗方法使用之前，生存期超过 12 周的患者很少。目前，出于适当的联合化学治疗方案的应用，已经使中位生存期提高了 5 倍，长期的无病生存率已达到 5%～10%。

1. **分期** SCLC 分期建立在对该病在发病时就是全身性疾病这一认识基础之上。同时也认识到根据生化检查结果（包括 LDH 和 ALP）可将患者分成预后明显不同的亚组，继续应用解剖学上的分期在判定预后方面、特别重要的是对治疗策略的设计方面都具有价值。

局限期 SCLC 包括：病变局限在一侧胸腔，包括肺门淋巴结在内的区域性淋巴结转移、同侧或对侧纵隔淋巴结转移和（或）锁骨上淋巴结转移者，病变同侧胸腔积液即使细胞学检查阳性也属于局限期。广泛期 SCLC 包括：病变侵及局限期 SCLC 以外部位的所有患者。一般在诊断时约 40% 患者为局限期，其余患者为广泛期。

2. **预后因素** 几个 SCLC 关键的预后相关因素已经被确认，其中最重要的是确诊时的分期及患者的行为状态。这两种预测因素均可在对治疗反应和中、长期生存的方向准确地预测患者的最终结果。其他的重要预测因素包括年龄、转移的位置（包括 CNS 和肝脏）、治疗前的 LDH 水平和性别。几项研究结果提示老年人预后较差，但是，可能是采用了折中的化学治疗方案所致（剂量减少，治疗时间延长），而并非是该年龄组患者对化学治疗不敏感。最后，应该重视的是 SCLC 常伴有伴癌综合征（例如 SIALD、异位 ADH 等），在确诊时有这些表现存在预示着预后不良。

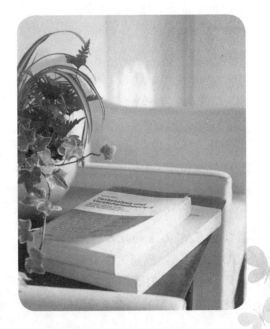

3. **SCLC 的治疗** 对 SCLC 治疗的中心环节是联合用药全身化学治疗，以达到最高的治疗反应率和长期无病生存的目的，同时使并发症发生率降至最低。应用现行的治疗方案可使患者的整个初治反应率达到 80%～90%，30%～60% 的病例达到完全缓解（放射线和临床检查所见），全部患者的中位生存期约 11 个月。5%～10% 的患者获得长期生存。可以预测，局限期和行为状态良好的患者将获得更高的完全反应率、中位生存期（18～24个月）和长期生存率（20%～25%超过2年）。

SCLC对化学治疗高度敏感，许多化学治疗药物治疗SCLC有效，甚至在单独应用一种药物化学治疗时就可达到50%～60%的反应率。最近少数有着不同作用机制的较新药物也应用于SCLC的治疗中。

多数条件允许的SCLC患者一般采用2～4种药物联合化学治疗方案进行治疗。较早期的研究提示4种药物联用或交替应用的化学治疗方案可能较好，但是，最近对采用依托泊苷与顺铂或卡铂两种药物联合应用的化学治疗方案分析，通过临床及放射线检查，提示肿瘤对该化学治疗的反应和多种药物联合应用的化学治疗方案相同。可以用顺铂来取代卡铂，用药更方便、毒性反应更小，疗效不减。

采用联合化学治疗可使局限期和广泛期SCLC患者的反应率达80%～90%，完全缓解率分别为40%～60%和20%～30%。目前，局限期SCLC的中位生存时间已经达到18个月，广泛期SCLC为7～9个月。

局限期SCLC 5年生存率可以达到10%～20%，广泛期SCLC 5年生存率也可达到0～5%，一般情况下，化学治疗通常每3～4周1次，持续约6个月；没有令人信服的证据表明持续化学治疗在SCLC治疗中有任何益处。

4. 复发患者的化学治疗　除少数例外，80%～90%对联合放、化学治疗方案有反应的初治患者的大多数将会出现肿瘤复发和病情进展。通常的规律是肿瘤开始复发时似乎是局限性的或者是侵袭一个脏器，然后很快发生血行转移；对于未经过放疗的局限性胸内转移患者可采用胸部放射治疗，对于初治后复发的患者可以依据对初次全身化学治疗的反应和初次化学治疗停止后复发的时间间隔来确定是否应用全身化学治疗。对于化学治疗后部分缓解或完全缓解、化学治疗停止时间超过6个月以后的复发SCLC患者，再次化学治疗的反应率为25%～75%（应用与初次相同或不同的化学治疗方案）。但是，通常缓解持续时间很短，2～4个月。化学治疗方案的选择一般依据初治化学治疗的用药、肿瘤的缓解情况。在最近的一项比较CAV方案与托普替康治疗复发SCLC的随机对照研究中发现，托普替康和CAV方案的肿瘤缓解率相似，两种化学治疗方案的生存率无差别。应当

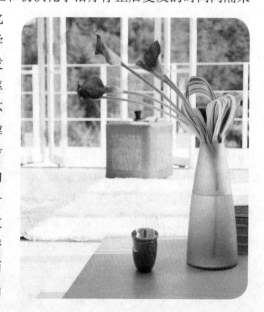

加以注意的是，初次化学治疗效果良好和化学治疗停止时间超过 6 个月的复发患者，对再次化学治疗的敏感性和缓解率一般高于在标准的诱导化学治疗中病情继续进展的患者和化学治疗停止后 2 个月内复发的患者。

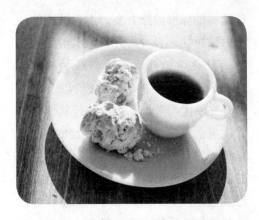

5. **高龄和行为状态较差患者的化学治疗** 在所有 SCLC 患者中，以达到治愈为目的的治疗方案通常仅适用于局限期、行为状态良好和年龄 65 岁以下的患者。对这一部分患者采用化学治疗和放射治疗的综合治疗措施，可使 2 年无病生存率达 25％～ 40％、长期生存率明显提高。依照目前的标准，即使是采用最理想的治疗方案也无法治愈这部分 SCLC 患者（占全部新发 SCLC 病例的 75％），治疗目的是姑息性治疗以期提高生活质量和整体生存率。虽然许多患者适合采用标准的治疗方案（包括依托泊苷或卡铂在内的化学治疗加放射治疗或不加放射治疗），但是，还应该考虑到有些高龄和不适于这样综合治疗方案的患者（占全部患者的 20％～ 25％），对于这类患者已经设计出了以姑息治疗为目的的化学治疗方案。一些单独口服依托泊苷连续 5d 的报道结果显示，缓解率为 50％～ 80％，中位生存期为 7 ～ 9 个月，而且毒性作用不大。但是，最近报道的比较单独应用依托泊苷与静脉联合化学治疗疗效的 2 项随机对照研究均证实，联合化学治疗组的缓解率、中位生存期和生活质量均优于依托泊苷单独应用组。基于这些研究结果，除非存在着禁忌证，联合化学治疗仍然是合理的选择方案，甚至还对于高龄或一般条件较差的 SCLC 患者有效。

6. **特殊情况下的化学治疗**

（1）脑转移：对于初诊时有脑转移的 SCLC 患者，标准的治疗方案是化学治疗和同时脑放射治疗。最近有证据表明对初治患者，单独化学治疗颅内病变的缓解率可高达 75％（包括完全缓解）。实际上对于单独发生颅内转移的患者来讲，中位生存期与局限期 SCLC 相近。对于化学治疗后发生脑转移的患者，化学治疗缓解率明显低于初次治疗的患者，对该类患者应该建议施行放射治疗。SCLC 患者软脑膜转移也比较常见，特别是在病变进展快的患者，全身化学治疗普遍疗效差，应该选用甲氨蝶呤鞘内注射、伴有或不伴有对产生症状的局部区域放射治疗的方案。

（2）对于出现脊髓压迫的患者（3％以上），建议采用大剂量类固醇加放射治疗这样的标准治疗方案。由于肿瘤的高放射敏感性，极少需外科手术治疗。

7. 化学治疗后二次肺癌的治疗 经过成功治疗后的 SCLC 或 NSCLC 仍然存在发生与吸烟有关的肺或其他部位二次癌的危险性。少数治疗过的 SCLC 患者仍然存在患二次癌这一问题，意味着对该类患者可能需要更严格的治疗后追踪监测检查，也需要对该类患者进行预防性化学治疗方面的研究。

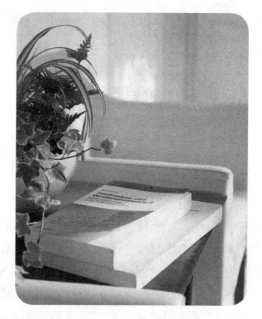

 ## 晚期肺癌的化学治疗

化学治疗对晚期肺癌（IV 期）的治疗作用仍有争议，因为这个阶段的患者是无法治愈的，其治疗目的是减轻症状和延长生存时间。单纯的反应率不是衡量联合化学治疗有效性的适当方法，化学治疗是为了在没有严重中毒反应发生的情况下使生存时间有意义地延长。晚期肺癌化学治疗的成功标志是使部分患者的生存期延长 1 年或更长的时间。使用最新的药物和联合化学治疗，至少 35％～40％的患者生存时间可达 1 年。肿物在缩小到 50％之前大多数患者就可有症状的改善。尽管反应率只有 25％～30％，但约有 2/3 的患者与肺癌有关的症状，如咳嗽、胸痛、呼吸急促，可有所改善。

诺维本联用大剂量顺铂与长春地辛和顺铂联用相比较，其反应率、平均生存时间及 1 年生存率均较高，中性白细胞减少在诺维本 - 顺铂组发生率较高，但在长春地辛 - 顺铂组神经毒性明显增大。

尽管化学治疗在晚期 NSCLC 患者中产生生物学效应这一点很明确，但在这种患者整体中化学治疗还不能作为一种治疗手段来推荐。但只要可能，患者应使用新药或新的联合化学治疗方案来治疗。对晚期肺癌患者应持续进行化学治疗的研究，对于确定哪些化学治疗方案有效，将来能被合理地用于较早期患者的治疗极为重要、目前，化学治疗在那些想得到治疗并理解化学治疗局限性的患者中其疗效可以被验证。治疗应个体化，应针对那些状态好、能从治疗中获益，而且不易产生毒性的患者中使用。看起来整合了新药的联合化学治疗方案比在 20 世纪 90 年代早期应用的标准方案疗效有稍许提高。这些改善体现在反应率上，尽管总体生存方面进展很小，有些药物的反应率及生存率等同于那些联合化学治疗方案，但毒性明显降低。对主要以姑息治疗为目的的患者来说，毒性作用的降低是在目前的标准化学治疗基础的一个重要进步。

（刘永叶）

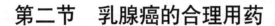

第二节　乳腺癌的合理用药

乳腺癌是女性第一杀手

乳腺癌是女性排名第一的常见恶性肿瘤。2011 年美国 CA：A Cancer Journal for Clinicians 杂志公布的最新统计数据显示，美国 2011 年预计将有 230 480 例女性罹患乳腺癌，占女性新发恶性肿瘤的 30%，排名女性恶性肿瘤发病率第 1 位。在我国北京、上海、天津等大城市的统计显示乳腺癌同样是我国女性最常见的恶性肿瘤，且发病率呈逐年上升趋势。

乳腺癌发病的年龄分布在东西方国家有所不同，在高发区如北欧、北美等国家，乳腺癌从 20 岁左右开始出现，在绝经期即 45 － 50 岁之前保持快速上升势头，年龄每增长 10 － 20 岁发病率上升 1 倍，绝经期后上升相对缓慢，75 － 85 岁达到最高。而在亚洲等低发地区，乳腺癌的发病率在绝经后会略下降，一般乳腺癌的发病高峰在 45 － 55 岁，亚洲人移居西方国家后仍保持这种年龄分布特征。

乳腺癌的治疗手段日新月异，包括手术治疗、放射治疗、化学治疗、内分泌治疗和分子靶向治疗。手术切除一直是乳腺癌主要的治疗手段。目前的手术方式正在朝着缩小切除范围的方向发展。包括保乳术和前哨淋巴结活检术。放射治疗多用于综合治疗，包括根治术之前或后做辅助治疗，晚期乳腺癌的姑

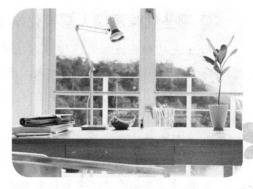

息性治疗。切除全部肿瘤或做单纯乳房切除可提高疗效。乳腺癌发生远处转移时首先考虑化学治疗，适当地配合放射治疗可缓解症状，减轻病人痛苦。如骨转移病人经放疗后疼痛可减轻或消失。对于有胸、腰椎转移的病人，放射治疗可以防止或延迟截瘫的发生。在科学和人文结合的现代乳腺癌治疗新理念指导

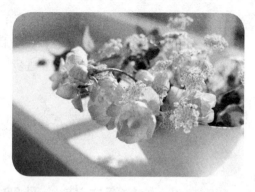

下，乳腺癌的治疗趋势包括保留乳房和腋窝的微创手术、更为精确的立体定向放疗和选择性更好的靶向药物治疗。现代医学需要脱离传统的经验医学模式而遵照循证医学证据。

乳腺癌的化学治疗

现代医学认为，乳腺癌是一种全身性的疾病。当然在癌症的早期只是在某一确定的部位出现局限性的癌巢，进一步发展可以波及到全身（转移）而成为一种全身性的疾病。乳腺癌的主要治疗方法中的外科疗法、放射治疗方法都是一种强有力的局部治疗方法，如果进行全身性治疗的话，化学治疗方法虽然有着不可避免的副作用，但是，在乳腺癌的治疗及延长病人的生命方面还是疗效很好的。化学治疗是乳腺癌全身性治疗的最佳治疗方法。

◎ 乳腺癌为何要化学治疗？

手术以后，人体内可能还存在少量癌细胞，这个癌细胞可能在淋巴管里，也可能在血液中，或者其他什么地方潜伏着，生长着。化学治疗就是最大可能杀死这些细胞，减少癌症复发的概率。

◎ 哪些乳腺癌病人需要化学治疗？

1. 首先明确一点概念，70岁以上者不化学治疗　这是因为化学治疗可以延长寿命10年左右。而70岁的老人，期望寿命也就是80岁左右，化学治疗并不能延长其寿命，所以，就不用化学治疗了。这个理念不仅仅限于乳腺癌，对于胃癌、大肠癌等也是一样的。

2. 导管内乳腺癌不需要化学治疗　导管内癌就是指癌症长在乳管内，没有向管外生长，一般没有淋巴腺或者血行转移，所以，不需要化学治疗。

3. 乳腺癌早期癌症不需要化学治疗　乳腺癌肿块 < 0.5cm，没有淋巴结转移，

ER（+），PR（+），C-erbB-2（－），乳腺癌病理分级Ⅰ，这样的病人可以不化学治疗。

◎ 乳腺癌化学治疗方案如何选择？

乳腺癌化学治疗方案如何选择对乳腺癌病人的治疗取着决定性的作用，虽然乳腺癌化学治疗在目前是乳腺癌治疗一种辅助手段，但是有选择的。

1.**早期乳腺癌以放射治疗及保乳术两种局部治疗为主** 乳腺癌化学治疗作为全身性治疗方式多用在乳腺癌已有部位转移中期（或Ⅱ期）以上，有一定的效果，乳腺癌化学治疗的本质是对于增殖较快细胞具有细胞毒作用，在大量杀伤癌细胞的同时，也会杀伤增殖快速的人体正常细胞，所以，不可避免会引起胃肠道、脱发等副作用，目前乳腺癌化学治疗的研究热点一是实施个性化治疗提高疗效，二是通过中药等辅助疗法减轻毒性。

2.**乳腺癌术后应用化学治疗** 大量的临床试验证实化学治疗能明显提高乳腺癌病人术后的生存率、改善病人生活质量，特别是受体阴性的乳腺癌患者的主要辅助治疗之一。从20世纪70年代后，对一些局部晚期乳腺癌手术切除困难者，先采用全身化学治疗为第一步治疗，化学治疗后肿瘤缩小手术易于切除，一些原不可切除的经化学治疗后变为可切除，手术后继续完成全程化学治疗，逐渐形成了诱导化学治疗（新辅助化学治疗）、局部治疗（手术切除或放疗）、巩固化学治疗的"三明治"疗法，取得了满意的效果。诱导化学治疗（新辅助化学治疗）取得的显著效果，鼓舞人们将其扩展应用于可手术的乳腺癌，旨在使肿瘤缩小增加保乳治疗的机会。如发生毒副反应，可对证服用中药来帮助患者完成化学治疗。

◎ 乳腺癌化学治疗前准备有哪些？

1.术前新辅助化学治疗患者在穿刺活检确诊后要尽快开始化学治疗；术后辅助化学治疗在手术恢复后（伤口愈合，一般术后1个月内）开始化学治疗。

2.乳腺癌化学治疗前必须要测患者的身高、体重，以计算体表面积，决定化学治疗剂量。

3.乳腺癌化学治疗前一般建议行大静脉穿刺建立长期的静脉通道，以减少药物渗漏损伤组织。

4.术前新辅助化学治疗的患者需要在化学治疗前行哨兵淋巴结活检，以明

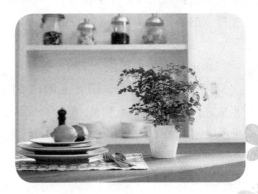

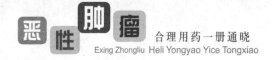

确腋窝分期。

5. 化学治疗前患者血象、心、肝、肾等功能检查正常，或由医师评估能否进行化学治疗。

◎ 乳腺癌的化学治疗药物有哪些？

如果应用化学治疗，选择什么药当然是关键。乳腺癌的化学治疗药物从 20 世纪 70 年代的环磷酰胺、甲氨蝶呤、氟尿嘧啶，到 80 年代的蒽环类药物多柔比星、表柔比星，再到 90 年代的紫杉类药物紫杉醇、多西紫杉醇的问世，已经成为乳腺癌治疗中重要的治疗方式，无论在乳腺癌的术前新辅助、术后的辅助治疗还是复发转移患者的解救治疗中都占有非常重要的位置。目前蒽环类和紫杉类仍然是乳腺癌治疗中非常重要的两大类药。其他常用乳腺癌化学治疗药物还有：长春瑞滨、吉西他滨、卡培他滨、铂类、烷化剂、甲氨蝶呤等。

研究证明，合理选用数种药物联合化学治疗的效果明显优于单一药物治疗，但联合用药应遵循以下原则。

（1）其中每种药单用必须有效。

（2）几种药物的作用点要在癌细胞分裂增殖过程中的不同时段。

（3）要选用毒性类型不同的药物，使几种毒性不重叠累加。

（4）选用经临床较长期应用研究已证实确实有效的方案。

乳腺癌常用的化学治疗药物是：蒽环类（A，如表柔比星 EPI，吡柔比星 THP 等），紫杉类（T，紫杉醇或多西紫杉醇），环磷酰胺（C），氟尿嘧啶（F）等；一般选择联合方案如：AT、CAF、TAC、TC、AC-T 等，一般为 6 周方案；1 个周期的化学治疗一般输液 3 ～ 4d，化学治疗药一般在第 1、第 2 天用，其余每天的输液为减轻化学治疗反应和增强疗效的药物。具体药物介绍如下。

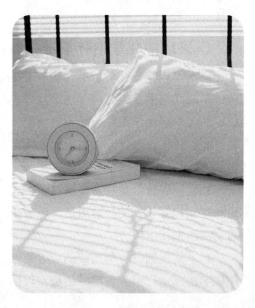

1. 表柔比星

作用机制：直接嵌入 DNA 核碱对之间，干扰转录过程，阻止 mRNA 的形成，从而抑制 DNA 和 RNA 的合成。此外，对拓扑异构酶 II 也有抑制作用。为一细胞周期非特异性药物，对多种移植性肿瘤均有效。

用法用量：静脉或动脉内注射，临用前加生理盐水溶解成 2mg/ml 浓度。静脉滴注，加 $100 \sim 250$ml 生理盐水滴注。成年人常用量为每疗程按体表面积 $60 \sim 90$mg/m^2，可 1 次给予，也可于第 1 日、第 8 日等分给药，$3 \sim 4$ 周后重复（腔内化学治疗可于 $2 \sim 3$ 周后重复）。联合化学治疗时一般可用单剂

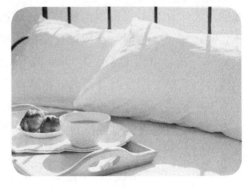

量的 2/3。总剂量不宜超过 700mg/m^2，儿童用量约为成年人量的 $1/3 \sim 1/2$。腹腔内化学治疗，$60 \sim 80$mg/ 次，联合应用顺铂和氟尿嘧啶或丝裂霉素，特别是大容量腹腔内化学治疗可提高疗效。动脉内给药，$60 \sim 80$mg/ 次，也宜联合用药，特别是同用顺铂，$1 \sim 3$ 个月 1 次。胸腔内或膀胱内给药，$50 \sim 60$mg/ 次，前者可与顺铂同用但胃肠道反应则明显增加，大多需于用药前静脉给予血清素受体抑制药和地塞米松，以避免立时可能出现的恶心、呕吐。

用药需知：在静脉滴注时应防止药物漏出血管外，以免引起组织损害和坏死。本品不能与肝素合并使用，以防产生沉淀。

注意事项：胞内本品浓度在长期维持于低血浆浓度时作用可大为增强，因而有学者主张本品宜用持续滴注给药法。本品的肝清除量较高，适用于局部化学治疗如肝动脉插管给药或腹腔内化学治疗。妊娠 D 类，孕妇、哺乳期妇女和对本品、多柔比星、表柔比星过敏者及用过足量多柔比星或表柔比星者禁用。周围血象中白细胞或血小板低、发热或伴明显感染、恶病质、脱水、出血、电解质或酸碱平衡失调、胃肠道梗阻、明显黄疸或肝肾功能及心肺功能不全者均禁用本品。肝肾功能损害，用量应酌减。2 岁以下幼儿和＞ 60 岁的老年病人慎用，且用药剂量应相应减少。以往做过胸部放射治疗或用过大剂量环磷酰胺者，本品的每次用量和总累积剂量均应相应减少。在用药期间和周围血象白细胞减少时禁行牙科手术（包括拔牙），并要保证每日有足够的排尿量。用药期间及停用本品后 $3 \sim 6$ 个月内禁行病毒疫苗接种。

心脏毒性：①可导致心肌损伤，心力衰竭。动物实验和短期人体实验表明，表柔比星的心脏毒性比它的同分异构体多柔比星小。比较性研究表明，表柔比星和多柔比星引起相同程度心功能减退的蓄积剂量之比为 2 ：1。在表柔比星治疗期间仍应严密监测心功能，以减少发生心力衰竭的危险（这种心力衰竭甚至可以在终止治疗几周后发生，并可能对相应的药物治疗无效）。②对目前或既往接受纵隔、心包区合并放射治疗的病人，表柔比星心脏毒性的潜在危险可能增加。③

在确定表柔比星最大蓄积剂量时，与任何具有潜在心脏毒性药物联合用药时应慎重。④在每个疗程前后都应进行心电图检查。蒽环类，尤其是多柔比星所引起的心肌病，在心电图上表现为 QRS 波群持续性低电压、收缩间期的延长超过正常范围（PEP/LVET），以及射血分数减低。对接受表柔比星治疗的病人，心电监护是非常重要的，可以通过无创伤性的技术如心电图、超声心动图来评估心脏功能。如有必要，可通过放射性核素血管造影术测量射血分数。

肝肾功能影响：①由于表柔比星经肝脏系统排泄，故肝功能不全者应减量，以免蓄积中毒。中度肝功能受损者（胆红素 1.4 ～ 3mg/100ml 或 BSP 滞留量 9% ～ 15%），药量应减少 50%。重度肝功能受损者（胆红素 > 3mg/100ml 或 BSP 滞留量 > 15%）药量应减少 75%。②中度肾功能受损患者无需减少剂量，因为仅少量的药物经肾排出。表柔比星和其他细胞毒药物一样，因肿瘤细胞的迅速崩解而引起高尿酸血症。应检查血尿酸水平，通过药物控制此现象的发生；另外，在用药 1 ～ 2d 可出现尿液红染。

骨髓抑制：可引起白细胞及血小板减少，应定期进行血液学监测。

给药说明：①静脉给药，用灭菌注射用水稀释，使其终浓度不超过 2mg/ml。②建议先注入生理盐水检查输液管通畅性及注射针头确实在静脉之后，再经此通畅的输液管给药。以此减少药物外溢的危险，并确保给药后静脉用盐水冲洗。③表柔比星注射时溢出静脉会造成组织的严重损伤甚至坏死。小静脉注射或反复注射同一血管会造成静脉硬化。建议以中心静脉输注较好。④不可肌内注射和鞘内注射。

2. 吡柔比星

作用机制：进入细胞内，迅速分布于细胞核，抑制 DNA 聚合酶 α 和 β，阻碍核酸的合成。药物嵌入 DNA 的双螺旋链，使肿瘤细胞终止在 G_2 期，不能进行到细胞分裂期，导致肿瘤细胞死亡。

给药说明：不能皮下及肌内注射，动、静脉给药勿漏于血管外。溶解后宜尽快使用，室温保存不超过 6h。防止漏出血管外，一旦漏出处理同多柔比星。

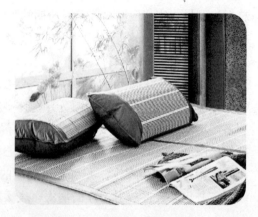

用法与用量：一般用 5% 葡萄糖液或注射用蒸馏水 10ml 溶解后，小壶内静脉冲入，本药难溶于氯化钠注射液，故不宜用氯化钠注射液溶解。静脉注射：①一次 40 ～ 50mg/m²，3 ～ 4 周重复；

②一次 20～25mg/㎡，1 周 1 次，连用 2 周，3 周为 1 个周期；③ 20mg/㎡，1/d，连用 2d，3～4 周为 1 个周期。

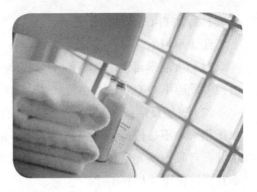

不良反应：常见的不良反应是骨髓抑制、消化道反应和心脏毒性。心脏毒性表现为心电图异常、心动过速、心律失常甚至心力衰竭，尤其是用过其他蒽环类药物的病人，要十分注意心脏的毒性。其他不良反应还有乏力，脱发，发热，肝、肾功能异常。偶见静脉炎、皮疹及出血。

吡柔比星被广泛的应用于癌症的化学治疗方案，但由于化学治疗存在着比较严重的骨髓抑制，肠胃道反应和肝肾损伤等，故需配合同步服用人参皂苷 Rh2，其作为一种 BRM，在化学治疗时和化学治疗药物同时服用，可以有效的增进淋巴因子 IL-12 等的活性，提升免疫，同时能刺激骨髓，恢复骨髓的造血功能，另外，更能提升细胞对化学药物毒性的耐受性，减少副作用，增强化学治疗效果。

禁忌证：①对柔红霉素、多柔比星或表柔比星过敏者；②孕妇和哺乳期；③放化学治疗致骨髓抑制者、曾使用足量蒽环类抗生素治疗者禁用本品。

注意事项：①吡柔比星难溶于氯化钠注射液，不宜以氯化钠注射液作为溶剂；②定期检查血象、肝功能。联合用药中总量尚无一定之规，为防止慢性心脏毒性，累积剂量应控制在 900～1000mg/m^2。

3. 紫杉醇

作用机制：是新型抗微管药物，通过促进微管蛋白聚合抑制解聚，保持微管蛋白稳定，抑制细胞有丝分裂。体外实验证明紫杉醇具有显著的放射增敏作用，可能是使细胞中止于对放疗敏感的 G_2 和 M 期。

用法用量：①先询问病人有无过敏史，并查看白细胞及血小板的数据。有过敏史者及白细胞/血小板低下者应慎用。②由于此药可引起过敏反应，在给药 12h 和 6h 前服用地塞米松 20mg，给药前 30～60min 给予苯海拉明 50mg 口服及西咪替丁 300mg 静脉注射。③常用紫杉醇的剂量为 135～175mg/m^2，应先将注射液加于生理盐水或 5% 葡萄糖液 500～1000ml 中，需用玻璃瓶或聚乙烯输液器，应用特制的胶管及 0.22μm 的微孔膜滤过。④滴注开始后每 15 分钟应测血压、心率、呼吸 1 次，注意有无过敏反应。⑤一般滴注 3h。⑥注药后每周应检查血象至少 2 次，3～4 周后视情况可再重复。本品可与顺铂、卡铂、异环磷酰胺、氟尿嘧啶、多柔比星、VP-16 等联合应用，血象低下时应用 G-CSF

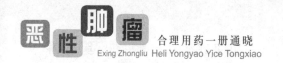

或紫杉醇加 G-CSF 预防给药。

注意事项：

（1）血液学毒性：为限制剂量提高的主要因素，一般在白细胞＜ 1.5×10^9/L 时应辅助应用 G-CSF，血小板＜ 30×10^9/L 时应输成分血。

（2）过敏反应：除了预处理外，如只有轻微症状如面潮红、皮肤反应、心率略快、血压稍降可不必停药，可将滴速减慢。但如出现严重反应如血压低、血管神经性水肿、呼吸困难、全身荨麻疹，应停药并给予适当处理。有严重过敏的病人下次不宜再次应用紫杉醇治疗。

（3）神经系统：最常见为指（趾）麻木。有约 4% 的病人，特别是高剂量时可出现明显的感觉和运动障碍及腱反射减低。曾有个别报道在滴注时发生癫痫大发作。

（4）心血管：一过性心动过速和低血压较常见，一般不需处理。但在滴注的第 1 小时应严密观察，以后除有严重传导阻滞的病人不必每小时观察 1 次。

（5）关节和肌肉：50% 左右的病人在用药后 2～3d 会感到关节和肌肉疼痛，与所用剂量相关。一般在几天内恢复。在给予 G-CSF 的病人肌肉痛会加重。

（6）肝胆系统：由于紫杉醇大部由胆汁中排出，对有肝胆疾病的病人应谨慎观察。

（7）其他：消化道反应虽常见但一般不重，少数可有腹泻和黏膜炎。轻度脱发也较常见。

不良反应：

（1）过敏反应：多数为Ⅰ型变态反应，表现为支气管痉挛性呼吸困难，荨麻疹和低血压。几乎所有的反应发生在用药后最初的 10min。

（2）骨髓抑制：为主要剂量限制性毒性，表现为中性粒细胞减少，血小板降低少见，一般发生在用药后 8～10d。

（3）神经毒性：最常见的表现为轻度麻木和感觉异常。

（4）心血管毒性：可有低血压和无症状的短时间心动过缓。肌肉关节疼痛，发生于四肢关节，发生率和严重程度呈剂量依赖性。

（5）胃肠道反应：恶心，呕吐，腹泻和黏膜炎，一般为轻至中度。

（6）肝脏毒性：为 ALT，AST 和 AKP 升高。

（7）脱发。

（8）局部反应：输注药物的静脉和药物外渗局部的炎症。

4.多西紫杉醇

用量用法：推荐剂量为每 3 周用 $75mg/m^2$，静脉滴注 1h。

禁忌：白细胞数目 $< 1.5 \times 10^9/L$ 的病人。孕期、哺乳期妇女及儿童。

不良反应：骨髓抑制、过敏反应、体液潴留。可能发生胃肠道反应如恶心、呕吐或腹泻，脱发，乏力，黏膜炎，关节痛和肌肉痛，低血压。神经毒性和心血管不良反应极少发生。

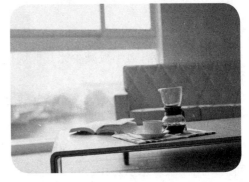

注意事项：治疗前需预服糖皮质激素，如地塞米松，以减轻体液潴留的发生。治疗期间应经常监测血细胞数目。

药物相互作用：可能与酮康唑发生相互作用。

5. 环磷酰胺

作用机制：为最常用的烷化剂类抗肿瘤药，进入体内后，在肝微粒体酶催化下分解释出烷化作用很强的氯乙基磷酰胺（或称磷酰胺氮芥），而对肿瘤细胞产生细胞毒作用，还具有显著免疫抑制作用。

剂量与用法：口服，$0.1 \sim 0.2$g/d，疗程量 $10 \sim 15$g。静脉注射，4mg/kg，1/d，可用到总剂量 $8 \sim 10$g。目前多提倡中等剂量间歇给药，$0.6 \sim 1$g/次，每 $5 \sim 7$日1次，疗程和用量同上，亦可1次大剂量给予 $20 \sim 40$mg/kg，间隔 $3 \sim 4$周再用。

副作用：

（1）骨髓抑制，主要为白细胞减少。

（2）泌尿道症状主要来自化学性膀胱炎，如尿频、尿急、膀胱尿感强烈、血尿，甚至排尿困难。应多饮水，增加尿量以减轻症状。

（3）消化系统症状有恶心、呕吐及厌食，静脉注射或口服均可发生，静脉注射大剂量后 $3 \sim 4$h 即可出现。

（4）常见的皮肤症状有脱发，但停药后可再生细小新发。

（5）长期应用，男性可致睾丸萎缩及精子缺乏；妇女可致闭经、卵巢纤维化或致畸胎。孕妇慎用。

（6）偶可影响肝功能，出现黄疸及凝血酶原减少。肝功能不良者慎用。

药物相互作用：可使血清中假胆碱酯酶减少，使血清尿酸水平增高，因此，与抗痛风药如别嘌醇、秋水仙碱、丙磺舒等同用时，应调整抗痛风药物的剂量。此外，也加强了琥珀胆碱的神经肌肉阻滞作用，可使呼吸暂停延长。环磷酰胺可抑制胆碱酯酶活性，因而延长可卡因的作用并增加毒性。大剂量巴比妥类、皮质激素类药物可影响环磷酰胺的代谢，同时应用可增加环磷酰胺的急性毒性。

不良反应：

（1）骨髓抑制为最常见的毒性，白细胞往往在给药后 10 ～ 14d 最低，多在第 21 天恢复正常，血小板减少比其他烷化剂少见；常见的不良反应还有恶心、呕吐。严重程度与剂量有关。

（2）环磷酰胺的代谢产物可产生严重的出血性膀胱炎、大量补充液体可避免。本品也可致膀胱纤维化。

（3）当大剂量环磷酰胺（50mg/kg）与大量液体同时给予时，可产生水中毒，可同时给予呋塞米以防止。

（4）常规剂量的环磷酰胺不产生心脏毒性，但当高剂量时可产生心肌坏死，偶有发生肺纤维化。

（5）环磷酰胺可引起生殖系统毒性，如停经或精子缺乏，妊娠初期时给予可致畸胎。

（6）长期给予环磷酰胺可产生继发性肿瘤。

（7）环磷酰胺可产生中等至严重的免疫抑制。

（8）用于白血病或淋巴瘤治疗时，易发生高尿酸血症及尿酸性肾病。

（9）少见的副作用有发热、过敏、皮肤及指甲色素沉着、黏膜溃疡、肝功能丙氨酸氨基转移酶升高、荨麻疹、口咽部感觉异常或视物模糊。食欲缺乏，恶心，脱发，骨髓抑制，白细胞及血小板减少，引起肝损害，大剂量可引起膀胱刺激症状或膀胱炎，血尿，蛋白尿，呕吐，个别有头晕，幻觉，不安等。

常见的不良反应为胃肠不能耐受、骨髓受抑制、脱发及无菌性膀胱炎，但许多组织及器官都能受影响。应用大剂量的患者可发生心肌坏死、急性心肌炎，并可致心力衰竭，甚至死亡。应用此药治疗不常见有肺纤维化，罕见有肝损害伴肝酶暂时升高。此药可引起口炎；可致睾丸损害并伴有不育症，并与剂量有关；也可引起卵巢功能紊乱，也与剂量及年龄有关。

心血管系统：此药可引起心肌病、局灶性穿壁性心肌出血及冠状动脉炎。大剂量，120 ～ 240mg/kg 可致出血性心肌坏死，并在最后一剂的 2 周后可发生心力衰竭。此药对毛根有毒性作用，常见有弥漫性脱发。

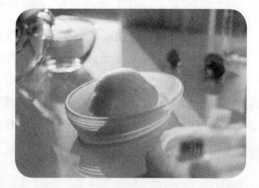

肝毒性：本品可剂量依赖性的引起肝损伤，这可能是由于环磷酰胺的主要代谢物丙烯醛的肝毒性作用，引起肝细胞坏死，肝小叶中心充血，并伴随氨基

转移酶升高。

消化系统：最常见的不良反应是恶心、呕吐，发生率为 60% ～ 90%，这也是病人不能耐受的主要原因。虽然5-HT 阻断药甲氧氯普胺可以减轻这一不良反应，但应密切注视随之而来的神经抑制作用。

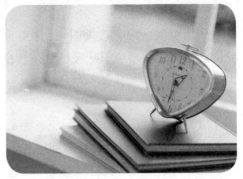

泌尿系统和肾毒性：本品可以引起肾出血、膀胱纤维化及出血性膀胱炎、肾盂积水、膀胱尿道反流、甚至继发肾癌，但与其他烷化剂抗癌药相比，本品的肾毒性相对较低。

皮肤、黏膜：不论是单独使用或与其他药物合并使用，本品均影响毛囊细胞的分裂，对头发、毛囊均有明显毒性。用药后引起脱发的程度是剂量相关的，停药后可逐渐长出新发。由于本品可以抑制口腔黏膜的快速增殖，引起口腔炎，也可引起药物性皮炎，与其他药物合并使用，也偶见指甲脱落和色素沉着。

生殖毒性：本品对生殖系统有较明显的毒性，引起男子精子缺乏，降低睾丸间质细胞功能，女子卵巢损伤。

禁忌：

（1）孕妇用药须慎重考虑，特别在妊娠初期的 3 个月，由于环磷酰胺有致突变或致畸胎作用，可造成胎儿死亡或先天性畸形。本品可在乳汁中排出，在开始用环磷酰胺治疗时必须中止哺乳。

（2）下列情况应慎用：骨髓抑制：有痛风病史、肝功能损害、感染、肾功能损害、肿瘤细胞浸润骨髓、有泌尿系结石史、以前曾接受过化学治疗或放射治疗。肝病患者慎用。

本品不论对人体或是动物均有明显的致畸、致突变作用，特别是在妊娠胚胎的分裂相和器官的发生相造成胚胎吸收，发育迟缓，畸形如肢端异常，腭裂等，但对妊娠的毒性可能不是终身的。

注意骨髓抑制（最低值 1 ～ 2 周，一般维持 7 ～ 10d，3 ～ 5 周恢复）、脱发、消化道反应、口腔炎、膀胱炎，个别报道有肺炎、过量的抗利尿激素（ADH）分泌等。一般剂量对血小板影响不大，也很少引起贫血。此外，环磷酰胺可杀伤精子，但为可逆性。超高剂量时（＞ 120mg/kg）可引起心肌损伤及肾毒性。

肝肾功能异常时可使环磷酰胺（CTX）毒性加强，药酶诱导剂如巴比妥类、皮质激素、别嘌醇及氯霉素等对本品的代谢、活性和毒性均有影响，并用时应注意。本品的代谢物对尿路有刺激，故应用时应鼓励病人多饮茶水。

6. 氟尿嘧啶

作用机制：为嘧啶类的氟化物，属于抗代谢抗肿瘤药，能抑制胸腺嘧啶核苷酸合成酶，阻断脱氧嘧啶核苷酸转换成胸腺嘧啶核苷核，干扰 DNA 合成。对 RNA 的合成也有一定的抑制作用。

副作用：

（1）胃肠道反应有食欲缺乏、恶心、呕吐、口腔炎、胃炎、腹痛及腹泻。严重者有血性腹泻或便血，应立即停药，给予对症治疗，否则可致生命危险。

（2）骨髓抑制可致白细胞及血小板减少。

（3）注射部位可引起静脉炎或动脉内膜炎。

（4）有脱发、皮肤或指甲色素沉着等。

（5）偶见对肾及心肌功能的影响。

（6）本品能生成神经毒性代谢物——氟代柠檬酸而致大脑性瘫痪，故不做鞘内注射。

（7）神经系统，少数可有小脑变性、共济失调。

用法用量：①静脉注射，1 次 0.25 ～ 0.5g，1 日或隔日 1 次，1 个疗程总量 5 ～ 10g。②静脉滴注，1 次 0.25 ～ 0.75g，1 日 1 次或隔日 1 次，1 个疗程总量 8 ～ 10g。治疗绒毛膜上皮癌时可将剂量加大到 25 ～ 30mg/（kg•d），溶于 5% 葡萄糖液 500 ～ 1000ml 中滴注 6 ～ 8h，每 10 天为 1 个疗程。

对造血功能和营养状态良好的病人，推荐剂量为静脉注射 12mg/（kg•d），每日最大剂量为 800mg。注射 4d 后，如未发现毒性，接着改为 6mg/kg 剂量，隔日 1 次，共用 4 次。

间歇 4 周再开始下 1 个疗程；并根据疗效及耐受情况调整剂量。

静脉滴注：15 ～ 30mg/（kg•d），在 6 ～ 8h 缓慢滴注完毕，连用 10d 为 1 个疗程。

口服，150 ～ 300mg/d，分次服用。总量 10 ～ 15g 为 1 个疗程。

外用：5% 霜剂或 5%、10% 丙二醇溶液剂抹搽。

不良反应：

（1）骨髓抑制：主要为白细胞减少、血小板下降。

（2）食欲缺乏、恶心、呕吐、口腔炎、胃炎、腹痛及腹泻等胃肠道反应。

（3）注射局部有疼痛、静脉炎或动脉内膜炎。

（4）其他：常有脱发、红斑性皮炎、

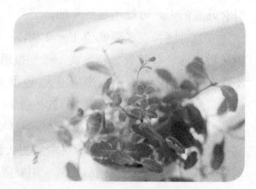

皮肤色素沉着、手足综合征及暂时性小脑运动失调，偶有影响心脏功能。

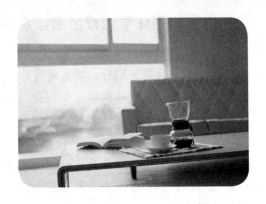

注意事项：用药期间应严格检查血象。治疗期涂药范围有炎症，停药后炎症消退。本品可引起严重的皮肤刺激，尤其在日光下。该药还可经皮损内注射给药用于角化棘皮病、疣和汗孔角化病。其主要副作用为注射期间有的烧灼感，继之有局部红斑、水肿甚至溃疡。

除醛氢叶酸外，许多药物可与5-FU联合应用以增强细胞毒性，临床上最感兴趣的与5-FU联合应用的药物有：

（1）甲氨蝶呤（MTX）：通过抑制嘌呤代谢和增加细胞池PRPP，MTX可增强5-FU合成代谢，增加RNA中的掺入，增加5-FU的活化。因此，当MTX用在5-FU前，可增加5-FU活性。

（2）干扰素：减少胸苷酸合成酶的"反跳"合成。

（3）醛氢叶酸：增强对胸苷合成酶的抑制。

（4）顺铂：增强DNA链断裂，继发配对减少，增强对胸苷合成酶的抑制。

（5）尿嘧啶：减少RNA掺入。此外，抑制嘧啶早期合成步骤的药物，PALA（N-phosphono-acetyl-L-aspartate）可通过抑制门冬氨酸转氨基甲酰酶，与5-FU产生协同作用，但是，这些联合用药没有被证明有临床价值。

（6）人参皂苷Rh2：减轻药物毒副作用，人参皂苷Rh2可以作为肿瘤耐药逆转剂提高化学治疗药物的抗肿瘤活性。一般的化学治疗药物不易进入癌细胞，癌细胞中有种P-糖蛋白可将化学治疗药物排出，造成癌细胞对化学治疗药物产生耐药性差，Rh2具有可亲水及亲油的特性，可以轻易进入细胞核内而杀死癌细胞。

另外，值得提出的是，对抗癌药物的研究进展很快，疗效更高、毒性更低的新药不断涌现，例如前面提到的高效类中紫杉醇类、长春瑞滨等，均显示出令人鼓舞的良好近期疗效。近几年在临床应用逐渐增多，但毕竟应用时间较短，5年以上的远期疗效是否也优于前述方案尚待验证。而且价格昂贵，每月需耗资数千元甚至上万元，故目前多作为二线药物，用于对一线药物发生耐药，或较晚期以及已发生转移扩散的病例，并常与已久经考验的多柔比星类合用，以期提高远期疗效。

◎ 乳腺癌化学治疗患者注意事项

1. 化学治疗期间注意加强营养，以容易吸收、蛋白维生素充足为主，并多进食一些生血的食物如猪肝、骨头汤等。

2. 可进食一些生血保健品如阿胶、大枣等，也可口服利血生、维生素 B_4 等；

3. 化学治疗期间由于抵抗力下降特别要注意预防感冒等，要加强保暖，在化学治疗第 2～12 天戴口罩。

化学治疗可以引起全身多个系统的不良反应，首先就是骨髓抑制，就是引起白细胞降低、血小板减少，甚至有的出现贫血，医师会监测患者血细胞情况，必要时给予药物治疗，这个不良反应是可以控制的。其次就是胃肠道的反应，如恶心、呕吐等。我们可以给予止吐药物，并需要患者树立信心，积极配合。第三个方面，化学治疗以后可以引起一些口腔黏膜的炎症，有些出现口腔溃疡、黏膜溃疡。可以在化学治疗期间注意饮食清淡、避免辛辣，适量补充 B 族维生素及对症治疗。第四个方面是脱发，可采用化学治疗期间戴上冰帽，降低代谢。这种脱发不是永久性的脱发，在化学治疗结束以后大多数病人还可以头发再生。第五，就是肝和肾功能损害，化学治疗前应检查肝肾功能，一般轻度的损害不影响后续化学治疗，化学治疗结束后一般肝肾功能可逐渐恢复正常。第六是心脏毒性，尤其是蒽环类药物。病人可以出现心悸、胸闷，甚至心律失常、心脏缺血的改变，需要检测化学治疗期间心功能，严重时需要减量或停药。第七过敏反应，急性的超过敏反应多见于紫杉类药物，应严格按照医生提供的抗过敏预处理方案进行。第八是对末梢神经的损害，如紫杉类、长春碱类。化学治疗以后病人感觉到手脚发木、发麻。可以通过补充 B 族维生素来缓解症状。

再者就是有的病人可以引起腹泻，可对大便进行化验鉴别，对症治疗。还有就是对内分泌的影响，化学治疗以后可能使得卵巢功能受影响，可能会提前绝经。另外化学治疗的时候，如果药物外渗，可以引起皮肤、皮下组织的一些坏死，化学药物刺激静脉，可以引起静脉炎，所以目前多推荐建立深静脉通路来进行化学治疗如 PICC、输液港装置、锁骨下插管等。

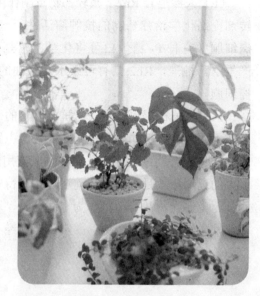

目前乳腺癌的化学治疗可以分为三类：①术前的新辅助化学治疗；②术

后辅助化学治疗；③对复发转移进行的解救化学治疗。

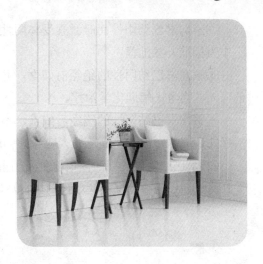

新辅助化学治疗有以下作用：①可以缩小肿瘤增加保乳机会；②可以减少肿瘤的增殖活性，防止在手术过程中播散；③新辅助化学治疗后如果病灶完全消失可以明显提高生存率。最后新辅助化学治疗可以了解这个方案在人体内的有效性，为今后的化学治疗提供明确指导。辅助化学治疗的作用主要是针对临床目前未发现的微转移，杀灭或者抑制这些微转移灶，达到提高诊断治疗的效果，提高生存率。

1. *辅助化学治疗的原理* 多数乳腺癌为一全身性疾病已被众多的实验研究和临床观察所证实。当乳腺癌发展到＞1cm，在临床上可触及肿块时，往往已是全身性疾病，可存在远处微小转移灶，只是用目前的检查方法尚不能发现而已。手术治疗的目的在于使原发肿瘤及区域淋巴结得到最大程度的局部控制，减少局部复发，提高生存率。但是肿瘤切除以后，体内仍存在残余的肿瘤细胞。基于乳腺癌在确诊时已是一种全身性疾病的概念，全身化学治疗的目的就是根除机体内残余的肿瘤细胞以提高外科手术的治愈率。

2. *术前辅助化学治疗*

（1）尽早控制微转移灶。

（2）使原发癌及其周围扩散的癌细胞产生退变或部分被杀灭，以减少术后复发及转移。

（3）进展期乳腺癌以及炎症型乳腺癌限制了手术治疗的实施。术前化学治疗可使肿瘤缩小，以便手术切除。

（4）可以根据切除肿瘤标本评价术前化学治疗效果，作为术后或复发时选择化学治疗方案的参考。

3. *术后辅助化学治疗*

（1）术后辅助化学治疗的适应证

①腋窝淋巴结阳性的绝经前妇女，不论雌激素受体情况如何，均用已规定的联合化学治疗，应当作为标准的处理方案。

②腋窝淋巴结阳性和雌激素受体阳性的绝经后妇女，应当首选抗雌激素治疗。

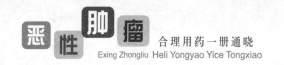

③腋窝淋巴结阳性而雌激素受体阴性的绝经后妇女，可以考虑化学治疗，但不作为标准方案推荐。

④腋窝淋巴结阴性的绝经前妇女，并不普遍推荐辅助化学治疗，但对某些高危病人应当考虑辅助化学治疗。

⑤腋窝淋巴结阴性的绝经后妇女，不论其雌激素受体水平如何，无辅助化学治疗的适应证，但某些高危病人应考虑辅助化学治疗。

（2）淋巴结阴性乳腺的高危险复发因素有如下几点：①激素受体（ER，PR）阴性；②肿瘤 S 期细胞百分率高；③异倍体肿瘤；④癌基因 CerbB-2 有过度表达或扩增者。

（郑振东）

第三节　胃癌的合理用药

 胃癌的化学治疗

胃癌是中国最常见的胃肠道恶性肿瘤之一，局限性胃癌手术后可能达到临床治愈，术后增加辅助性放化学治疗可使治愈率增加 10%，术前化学治疗也可使治愈率增加约 10%。而晚期胃癌是一种不可治愈的疾病，化学治疗是晚期胃癌有效治疗的重要手段之一，因此，如何选择化学治疗药物及化学治疗药物之间是否有协调或拮抗作用一直是临床上研究的热点。

◎ 术前新辅助化学治疗

新辅助化学治疗最早由 Frei 提出，一般是对于潜在的可手术切除的局部进展期患者进行的术前化学治疗，新辅助化学治疗可以降低肿瘤分期，提高手术切除概率，对于这类患者应选用客观反应率高的治疗方案，尽快降低分期以达到 R0 切除的目的。这类方案或许不是延长生存期的最佳方案，但在这种情况下，使患者生存获益的治疗是手术，而非化学治疗。

◎ 术后辅助化学治疗

术后辅助化学治疗是指病灶得到手术根治性切除后为预防复发和转移而进行

的化学治疗。GASTRIC 研究组报告的一项 Meta 分析显示，与单纯手术相比，含氟尿嘧啶的术后辅助化学治疗可降低胃癌患者的死亡风险。

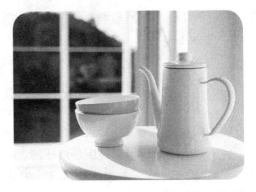

对于术前进行了 ECF 或其改良方案新辅助化学治疗的患者，术后推荐按照 MAGIC 研究流程仍然进行 3 个周期原方案的化学治疗。对于术前未接受 ECF 或其改良方案新辅助化学治疗的Ⅱ、Ⅲ期患者，术后是否应该接受辅助化学治疗，则长期存在争议。

术后何时开始辅助治疗差异很大。在日本，胃癌的辅助化学治疗在手术后立即进行，而在美国等国家，胃癌的辅助治疗往往在术后 4～6 周开始。

◎ 晚期及复发转移胃癌的姑息化学治疗

进展转移期胃癌（advanced gastric cancer，AGC）又称晚期胃癌，包括确诊时Ⅳ期及手术根治切除后复发转移者，全身化学治疗是主要治疗方法。有几种单药对晚期胃癌有肯定的疗效，这些药物包括 5-FU、丝裂霉素、依托泊苷（VP-16）和顺铂（DDP），总有效率为 10%～20%。其他药物包括伊立替康，紫杉醇，多西他赛（DTX），口服依托泊苷，卡培他滨及替吉奥胶囊等做为单药或联合化学治疗在晚期胃癌中也显示出疗效。

1. DCF 方案　多西他赛是从欧洲紫杉的针叶中提取，其作用原理与紫杉醇相似，都是作用于抗微管药物，实验证明有 29 种肿瘤对多西他赛敏感，而只有 13 种肿瘤对紫杉醇敏感，单药治疗晚期胃癌的Ⅱ期临床研究表明，DTX $100mg/m^2$ 每 3 周重复，RR 18%～20%，主要不良反应是骨髓抑制，其多与 CTX、VP-16 和 5-FU 联合应用，具有协调作用。

2. ECF（EPI + DDP + 5FU）　被欧洲推荐为治疗晚期胃癌常规方案。蒽环类药是三联化学治疗方案的主要构成。这类药物主要是多柔比星、表柔比星及吡柔比星，在化学治疗方案中含此类药者占 32%，仅次于 5-FU 及 CDDP。吡柔比星（TH. PYLORI）是 1979 年由日本梅泽滨夫等研制的新一代半合成蒽环类抗肿瘤药物，具有抗肿瘤谱广、活性强等优点。其作用机制是快速进入细胞内，嵌入 DNA 的双螺旋结构，从而阻止核酸的合成，进而抑制 DNA 的复制和转录。大量临床研究表明，TH. PYLORI 由于化学结构和立体构型的改变，加用吡柔比星进行治疗，总有效率上升为 55.9%。其主要副作用包括由于吡柔比星通过选择性作用于血管内皮（而不是心肌）影响血管平滑肌，所以，对心肌有一定的影响。

3. 伊立替康＋顺铂或伊立替康＋氟尿嘧啶类　一项晚期胃和胃食管结合部腺癌患者一线治疗随机Ⅲ期研究结果显示，伊立替康与氟尿嘧啶（5-FU）、亚叶酸钙联合化学治疗组的无进展生存（PFS）期不劣于顺铂与5-FU联合化学治疗组。同时，含伊立替康方案的耐受性更好。由此，NCCN指南指出，当患者不能接受以顺铂为基础的一线治疗时，伊立替康可以替代顺铂与氟尿嘧啶联合，而当含铂一线治疗失败后，伊立替康是最适的选择。

4. 奥沙利铂＋氟尿嘧啶类（5-FU或卡培他滨）　三代铂类药物OXA在治疗胃肠道癌方面的优势已被认同。

5. 氟尿嘧啶类口服单药（卡培他滨等）　单药口服只推荐于老年或体力状况差者。更多时卡培他滨用于联合方案取代5-FU静脉给药。卡培他滨是5-FU前药，口服后经小肠吸收，在肝内由CE（羧酸酯酶）作用生成$5'$-DFCR，再经CyD（胞苷脱氨酶）生成$5'$-DFUR，$5'$-DFUR在肿瘤内经过关键的TP（胸苷磷酸化酶）催化转变成5-FU发挥抗癌作用，TP酶在瘤内活性比正常组织中高，有高选择性杀伤癌细胞效果。一项Ⅲ期RCT多国多中心研究对比了XP与FP方案的疗效，结果XP与FP组的缓解率（RR%）分别是41和29（$P=0.03$），XP组的RR%有明显优势。在晚期初治胃食管癌患者中，卡培他滨和奥沙利铂分别与氟尿嘧啶和顺铂同样有效。与顺铂相比，奥沙利铂有更低的3、4级中性粒细胞减少、脱发、肾毒性和血栓栓塞发生率，但3、4级腹泻和神经病变轻度增加。而卡培他滨服用方便，其与5-FU的不良反应差别不大。

6. 顺铂＋氟尿嘧啶类　日本是胃癌高发国家，其关于进展期胃癌的总体获益高于西方国家，特别是S-1在日本治疗进展期胃癌获得的成功引起了多个国家的关注。

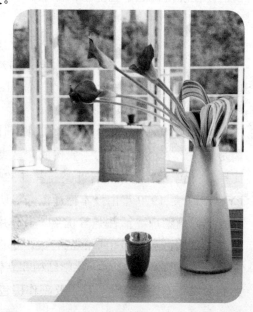

7. 培美曲塞二钠　培美曲塞二钠（pemetrexed）是一种结构上含有核心为吡咯嘧啶基团的新型多靶点抗叶酸制剂，通过破坏细胞内叶酸依赖性的正常代谢过程，抑制细胞复制，从而抑制肿瘤的生长。体外研究显示，培美曲塞能够抑制胸苷酸合成酶（TS），二氢叶酸还原酶（DHFR）和甘氨酰胺核苷酸甲

酰转移酶（GARFT）的活性，这些酶都是合成叶酸所必需的酶，参与胸腺嘧啶核苷酸和嘌呤核苷酸的生物再合成过程。因此在临床研究中均显示较其他化学治疗药物的毒副反应明显降低，且除鳞癌外的疗效均明显优于其他通常的化学治疗药物，通过用培美曲塞联合低剂量 FP 方案治疗晚期难治性胃癌，培美

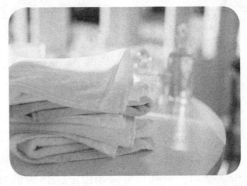

曲塞 $500mg/m^2$；低剂量 FP 方案：氟尿嘧啶（5-FU）$250mg/m^2$ 化学治疗泵静脉持续静脉滴注；顺铂（DDP）$6mg/m^2$，中位无肿瘤进展时间为 4.5 个月，中位总生存时间 7.8 个月，对患者有很好的疗效，主要表现为骨髓抑制和胃肠道的反应。在培美曲塞的治疗过程中补充叶酸和维生素 B_{12} 可减轻症状，不影响疗效。补充叶酸和维生素 B_{12} 后也可出现恶心、疲乏和呕吐。但临床数据尚不充分，还需更多的循证医学证据验证其在胃癌中的应用。

胃癌不同于其他化学治疗敏感肿瘤，对抗癌药有天然耐药性，易产生获得性耐药与多药耐药性。由于胃癌化学治疗在肿瘤化学治疗水平中处于后进状态，目前胃癌的化学治疗还没有像其他肿瘤如肺癌、乳腺癌、结直肠癌那样规范和标准，因此，合理选择用药成了目前研究的热点。

（朴瑛）

第四节 结直肠癌的合理用药

结肠癌是由于结肠黏膜上皮或腺体上失去正常生长机制的恶性细胞不断增殖而产生的恶性肿瘤。饮食习惯、遗传因素及某些慢性肠疾病与本病发生相关。好发部位依次为乙状结肠、盲肠及升结肠、横结肠、降结肠。

直肠癌是乙状结肠直肠交界处至齿状线之间的癌，是消化道常见的恶性肿瘤。随着生活质量的提高，直肠癌的发病率逐年增加，有报道大肠癌（结肠癌＋直肠癌）的发病率位列第 3 位（前两位是肺癌及胃癌），到 2015 年大肠癌的发病率可能超过肺癌及胃癌的发病率，位列第一。

结肠癌简介

◎ 流行病学

结肠癌约占结直肠癌的 60%，在全球范围内，结直肠癌以 1 233 711 例新发病例数居常见恶性肿瘤发病率第 2 位，占恶性肿瘤总发病数的 9.74%。女性发病率、病死率普遍比男性低。结直肠癌的发病率一直呈上升趋势，实际上主要是结肠癌发病增多，尤其在发展中国家，趋势更为明显。

我国 2008 年结直肠癌的新发病例数及病死病例数，无论是在总人群，还是在不同性别中，均居常见恶性肿瘤中第 5 位。我国结直肠癌发病率和病死率虽然低于世界同期水平，但上升趋势明显。

◎ 病因

1. **高危因素** 结肠癌的高危因素为：肠息肉史、慢性腹泻、黏液血便、高脂肪饮食、精神刺激史，阑尾手术史和家族肿瘤史等。

2. **遗传易感性高危因素** 结肠癌是遗传背景最强、研究最深入的一种恶性肿瘤。其发病是一个多因素、多步骤、多基因参与的过程，是一个机体内因与饮食、环境、疾病、生活习惯等多因素相互作用的结果。约 1/3 的结肠癌与遗传相关，其中家族性腺瘤性息肉病、遗传性非息肉病性结直肠癌是最常见的遗传性结直肠癌，黑斑息肉综合征、家族性幼年性息肉病、Turcot 综合征、Gardner 综合征、遗传相关的慢性溃疡性结肠炎等则较为少见。

3. **可能病因** 饮食因素被视作结肠癌发病中极为重要的因素，主要包括高脂高蛋白低纤维素饮食、油煎炸食品、食盐和腌制食品等。而肠道慢性炎症、息肉和腺瘤病史也会增加罹患结肠癌的危险性。在生活方式方面，久坐的生活方式、肥胖等因素被认为是结肠癌的危险因素，吸烟和饮酒与结肠癌的关系虽然没有明确，但多数学者倾向于认为它们是结肠癌的危险因素。

◎ 病理解剖

1. **大体解剖** 结肠是一段起行于右下腹的管状器官，长 1～1.5m，沿腹后壁自右下腹开始向上攀升，到达上腹后由右向左移行，然后由左侧向下直行，在左下腹形成一个 S 形的弯曲，最后和直肠相连，离开腹腔进入盆腔（图 5-1）。结肠由起始部位开始分别为盲肠、升结肠、横结肠、降结肠和乙状结肠。

2. **淋巴系统** 结肠淋巴系统的引流集中向一个方向，淋巴管穿出肠壁后沿血管运行，行程中有 4 组淋巴结：结肠壁外淋巴结、结肠旁淋巴结、中间淋巴结和肠系膜上、下淋巴结，肠系膜上、下淋巴结输出管直接或经腹腔干根部的腹腔淋巴结汇入肠干（图 5-2）。结肠的黏膜下层、肌层及浆膜下层都有丰富的淋巴管，因此，肿瘤细胞一旦侵犯黏膜下层，经淋巴转移的可能很大。

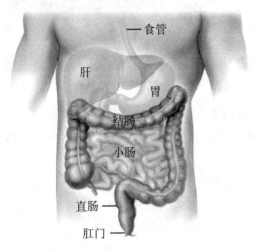

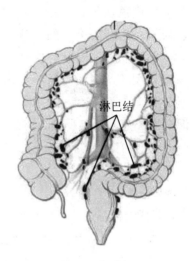

图 5-1　结肠在人体中的大体位置　　　　图 5-2　结肠的淋巴系统

3. 组织病理（图 5-3）　结肠癌包括来源于腺上皮的恶性肿瘤、类癌及混合性类癌 - 腺癌等。来源于腺上皮的恶性肿瘤有腺癌、黏液腺癌、印戒细胞癌、小细胞癌、鳞状细胞癌、腺鳞癌、髓样癌和未分化癌等。

（1）结肠腺癌的明确特征就是不同程度的腺样结构穿过黏膜肌层侵袭黏膜下层。

（2）黏液腺癌的特征是癌组织内出现大量黏液（＞肿瘤的 50%），组织学上有两种亚型：一种表现为大片的"黏液湖"形成，其中漂浮小堆癌细胞；另一种表现为囊腺状结构，囊内充满黏液，囊壁衬以分化良好的单层柱状黏液上皮。

（3）印戒细胞癌是指印戒细胞数目占肿瘤细胞成分的 50% 以上的恶性上皮性肿瘤，常见于年轻患者。镜下可看见印戒细胞的胞质充满黏液，核偏于胞质一侧。

（4）小细胞癌有两种形态，一种细胞较小，核圆形、卵圆形或短梭形，深染，胞质较少；另一种细胞较大，胞质较多，核圆形或多角形，染色质细，核仁明显。

（5）鳞状细胞癌较为罕见，指完全由鳞状细胞构成的恶性上皮肿瘤。

（6）腺鳞癌中腺癌与鳞癌成分混杂相间存在。

（7）髓样癌是一种罕见类型，癌细胞呈片状排列，以具有泡状核、核仁清楚和丰富的粉红色胞质为特征。

（8）未分化癌细胞弥漫成片或呈团块状，无管状结构或鳞状上皮巢。类癌细胞较小，细胞大小形态较一致，核染色质颗粒较细，胞质较少，淡染。典型的类癌细胞排列呈岛状、梁索状、条带状、实性团块状或菊花团状，间质胶原纤维多少不一，常呈玻璃样变性。

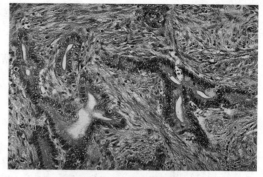

图 5-3　结肠腺癌病理

混合性类癌 - 腺癌少见，组织学发现部分为典型类癌或杯状细胞类癌，类癌成分占肿瘤的 1/3 或 1/2 以上，呈巢状、小梁状或条带状排列。腺癌成分呈腺管样。

4. **病理分级**　由于肿瘤形态复杂，目前尚未统一的病理分级方法。分级主要根据肿瘤中腺样结构形成的百分数来定。如存在＞95% 的腺样结构为高分化（1 级），50%～95% 的腺样结构为中度分化（2 级），5%～50% 的腺样结构为低分化（3 级），＜5% 的腺样结构为未分化（4 级）。黏液腺癌和印戒细胞癌通常被归为低分化，伴有 MSI-H 的髓样癌归为未分化。

5. **免疫组织化学**　结肠癌表达细胞角蛋白，如 CK8、CK18、CK20、CK-AE1/AE3，不表达波纹蛋白和结蛋白。在区分肿瘤组织是来源于结肠腺癌还是肺或卵巢腺癌时，$CK20^+/CK7^-$ 是有意义的。但有少数高分化腺癌病例也表达 CK7，分化差的腺癌也可能 CK20 阴性。

◎ 病理生理

结肠癌的发病机制与其他肿瘤类似，主要变化可能有以下这些方面。

1. 在生长因子、原癌基因和转移抑制基因功能改变的情况下，结肠癌细胞过度生长，摆脱正常生长规律。这个过程相对缓慢，往往需历时多年之久。当肿瘤组织能被初步检测到时，直径往往已＞1cm，此时已拥有超过 100 万个癌细胞。

2. 癌细胞与基底膜、基质分子附着的相关受体改变，为癌细胞的浸润创造了条件。癌细胞增加与基底膜的黏附，并产生蛋白酶使基底膜产生缺损，然后借阿米巴样运动穿透基底膜到达周围基质，进而用同样的方式逐步进入血管。

3. 癌细胞脱离基底膜和基质，侵入血流和淋巴流，随之到达远处的器官及淋巴结，构成浸润与转移。

4.结肠癌侵及浆膜后，癌细胞可脱落，并直接种植于腹腔及其他器官表面。

◎ 预防

1．**一级预防**　指肿瘤发生之前，消除或减少结肠黏膜对致癌剂的暴露，抑制或阻断上皮细胞的癌变过程，从而防止肿瘤的发生。主要措施包括饮食干预、化学预防和治疗癌前病变。饮食干预中研究较多的是增加膳食纤维和微营养素的摄入、减少饱和脂肪酸的摄入等，但目前仍需要严格、长期的大样本前瞻性研究来验证起作用。化学预防是指用一种或多种天然或合成的化学制剂预防肿瘤的发生，涉及的有阿司匹林、非甾体抗炎药、叶酸、钙、雌激素、维生素和抗氧化剂等。早起发现并及时治疗腺瘤性息肉、溃疡性结肠炎、Crohn病等癌前病变是防止和减少结肠癌发生的理想途径。

2．**二级预防**　指早期发现、早期诊断、早期治疗以防止或减少恶性肿瘤引起的死亡。建议高危人群参与筛查方案，以期发现无症状的临床前肿瘤患者。高危人群指有家族性腺瘤性息肉病（FAP）、遗传性非息肉病性结直肠癌（HNPCC）家族史的20岁以上家族成员和无家族肿瘤史的40岁以上成年人。筛检手段包括大便隐血试验、纤维乙状结肠镜、气钡双重对比灌肠和纤维结肠镜等。

3．**三级预防**　对肿瘤患者积极治疗，以提高患者的生活质量并延长生存期。

◎ 筛检

在不同人群中筛检方案有所不同，美国癌症协会多年来一直发布针对一般人群的结直肠癌筛检指南，2006年修改后的指南，见表5-1。

表5-1　美国癌症协会结直肠癌筛检指南

人　群	筛查手段	时间间隔
50岁以上的男性及女性	大便隐血试验或大便免疫化学试验 或	每年1次
	纤维乙状结肠镜检查 或	每5年1次
	大便隐血试验＋纤维乙状结肠镜检查 或	大便隐血试验每年1次，纤维乙状结肠镜检查每5年1次
	气钡双重对比灌肠造影 或	每5年1次
	全结肠镜检查	每10年1次

◎ 诊断程序

1.临床评估 临床上疑诊结肠癌的患者一般有以下三类：出现可疑症状或体征的门诊病人；经体检或风险筛查发现的无症状患者；出现肠梗阻、腹膜炎的急诊患者。腹痛、排便习惯的改变、便血及贫血是最常见的主要症状，但往往还伴随其他的消化道症状。左半结肠癌的常见症状为由于肠腔逐渐变窄而导致的排便习惯改变，如腹泻、便细或带状便，最后将出现肠梗阻。有 6% ～ 10% 的缺铁性贫血患者最后被确诊为结肠癌，最常见的是右半结肠癌。腹胀、体重下降和呕吐常常提示疾病进展。

2.内镜检查 当患者疑诊结肠癌时，需要通过结肠镜提供全结肠的整体情况。如果没有明显的临床症状提示存在肠梗阻的可能以致不能进行肠道准备的话，结肠镜往往是首选的检查方式。结肠镜较影像学检查拥有能避免辐射和能进行活检的优点。

3.影像学检查 CT 仿真结肠镜对结肠癌的敏感性与结肠镜类似，两者都可以用于疑诊患者的初步检查并完善全结肠状况的评估。气钡双重对比灌肠造影也可作为结肠镜的替代方案，但其敏感性及特异性逐渐受到质疑，CT 仿真结肠镜的使用因而增加。当出现可疑症状的患者已经高质量的气钡双重对比灌肠造影或 CT 仿真结肠镜确诊存在明确的病变，获得组织学的证据就显得不那么重要了。一旦结肠癌的诊断已经明确，就需要进行胸部以及腹部的 CT 扫描或 MRI 检查，以确认是否存在远处转移，明确疾病分期。

4.实验室检查 CEA 是结肠癌最常用的肿瘤标志物，约有 80% 的结肠癌患者 CEA 血清浓度升高，而且与疾病分期相关。然而该检查的敏感性及特异性不足以用作确诊有症状患者或无症状人群的筛查工具。CEA 主要的临床应用是用于评估化学治疗的疗效反应、监测复发情况等。常规的全血细胞分析、肝功能检查、肾功能检查、骨代谢检查都是被推荐的基线检查，并且有利于对病情的管理。尽管大便隐血试验在无症状人群中是一个有效的筛查方式，但在出现症状的患者中，该检查就显得过于迟钝了。

 直肠癌

◎ 流行病学

近年来，我国结直肠癌的发病率和病死率亦处于上升趋势，估计每年直肠癌的新发病例不少于 10 万。

中国人直肠癌与西方人比较，有3个流行病学特点：①直肠癌比结肠癌发生率高，约1.5：1；最近的资料显示结直肠癌发生率逐渐靠近，有些地区已接近1：1，主要是结肠癌发生率增高所致；②低位直肠癌所占的比例高，占直肠癌的60%～75%；绝大多数癌肿可在直肠指诊时触及；③青年人直肠癌比例高，占10%～15%。直肠癌根治性切除术后总的5年生存率在60%左右，早期直肠癌术后的5年生存率为80%～90%。

◎ 病因

直肠癌的病因目前仍不十分清楚，其发病与社会环境、饮食习惯、遗传因素等有关。直肠息肉也是直肠癌的高危因素。目前基本公认的是动物脂肪和蛋白质摄入过高，食物纤维摄入不足是直肠癌发生的高危因素。

◎ 病理解剖

1. 大体分型

（1）溃疡型：多见，占50%以上。形状为圆形或卵圆形，中心陷凹，边缘凸起，向肠壁深层生长并向周围浸润。早期可有溃疡，易出血，此型分化程度较低，转移较早。

（2）肿块型：亦称髓样癌、菜花形癌。向肠腔内突出，肿块增大时表面可产生溃疡，向周围浸润少，预后较好。

（3）浸润型癌：亦称硬癌或狭窄型癌。癌肿沿肠壁浸润，使肠腔狭窄，分化程度低，转移早而预后差。

2. 组织学分类

（1）腺癌：结、直肠腺癌细胞主要是柱状细胞、黏液分泌细胞和未分化细胞，进一步分类主要为管状腺癌和乳头状腺癌，占75%～85%，其次为黏液腺癌，占10%～20%。①管状腺癌：癌细胞排列呈腺管或腺泡状排列，根据其分化程度可分为高分化腺癌、中分化腺癌和低分化腺癌；②乳头状腺癌：癌细胞排列组成粗细不等的乳头状结构，乳头中心索为少量血管间质；③黏液腺癌：由分泌黏液的癌细胞构成，癌组织内有大量黏液为其特征,恶性度较高;④印戒细胞癌:肿瘤由弥漫成片的印戒细胞构成,胞核

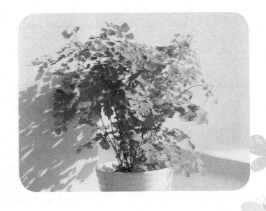

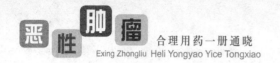

深染，偏于胞质一侧，似戒指样，恶性程度高，预后差。

（2）腺鳞癌：亦称腺棘细胞癌，肿瘤由腺癌细胞和鳞癌细胞构成。其分化多为中分化至低分化。腺鳞癌和鳞癌主要见于直肠下段和肛管，较少见。

（3）未分化癌：癌细胞弥漫呈片或呈团状，不形成腺管状结构，细胞排列无规律，癌细胞较小，形态较一致，预后差。

结、直肠癌可以在一个肿瘤中出现 2 种或 2 种以上的组织类型，且分化程度并非完全一致，这是结、直肠癌的组织学特征。

◎ 分类分型

从外科治疗的角度，临床上将直肠癌分为低位直肠癌（距齿状线 5 cm 以内）；中位直肠癌（距齿状线 5 ～ 10cm）；高位直肠癌（距齿状线 10cm 以上）。这种分类对直肠癌根治手术方式的选择有重要的参考价值。而解剖学分类是根据血供、淋巴回流、有无浆膜等因素区分，仍将直肠分为上段直肠和下段直肠，这两种分类有所不同。

◎ 诊断程序（图 5-4）

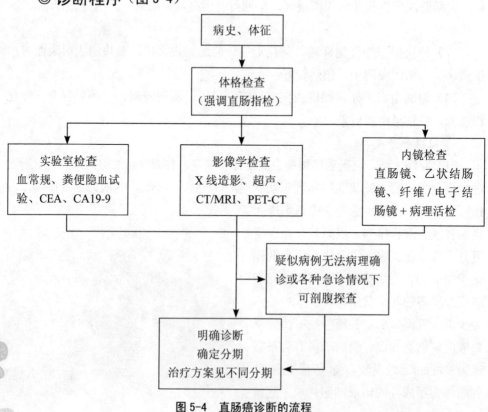

图 5-4　直肠癌诊断的流程

◎ **鉴别诊断**（表5-2）

表5-2　直肠癌鉴别诊断

疾　病	体征／症状鉴别	检验鉴别
痔	痔为常见的肛肠良性疾病，其临床表现为肛门出血，血色鲜红，一般量不多，为手纸染血、便后滴血、粪池染血等，大便本身不带血，或仅有少许血迹。出血一般为间歇性，多为大便干结时或进食辛辣刺激食物后出现。不伴腹痛、腹胀。无大便变细或大便性状改变（如大便带沟槽）	直肠指诊无明显肿块，指套一般不染血。反之，直肠癌为大便带血，血色鲜红或暗红，一般为每次大便均带血。直肠癌导致肠梗阻时可有腹痛、腹胀等。大便可变形。直肠指诊多数情况下可触及肿块，指套多染血
直肠息肉	直肠息肉也可出现大便带血，但一般不会引起腹痛、腹胀等。一般不会引起全身症状（如乏力、体重下降）	直肠指诊可触及质软肿块，指套可染血。而直肠癌可引起肠梗阻症状，可引起乏力、体重下降等全身症状。直肠指诊可触及质硬肿块，指套可染血
肛裂	肛裂为肛门出血，血色鲜红，一般量不多。其特点是伴排便时及排便后肛门剧痛。肛门视诊可见肛门皮肤裂口，有时可见前哨痔	指诊有时可触及肥大肛乳头，一般指套无染血
肛瘘	肛瘘常由肛窦炎而形成肛旁脓肿所致。患者有肛旁脓肿病史，局部红肿疼痛，与直肠癌症状差异较明显，鉴别比较容易	肛周外观有红肿炎症表现
阿米巴肠炎	症状为腹痛、腹泻，病变累及直肠可伴里急后重。粪便为暗红色或紫红色血液及黏液	纤维结肠镜检查及活检为有效鉴别手段

 结直肠癌常用药物

　　张女士2年前做了结肠癌根治手术，她认为手术做得很彻底，于是不顾医师的建议，终止了治疗计划，也没到医院定期复查。近来忽然觉得身体不适，一检查才发现右侧卵巢有一肿块，被诊断为肠癌术后卵巢转移，需再次手术治疗。这时，张女士后悔莫及。

专家指出：结肠癌的复发率为30%～50%。为了防止术后复发和转移，患者出院后应坚持定期随访。一般主张术后 2 年内每隔 2～3 个月复查 1 次，术后 3～5 年每 4～6 个月复查 1 次，而 5 年以后可每隔 1 年左右复查 1 次，直至终身。预防结肠癌术后复发和转移，术后化学治疗也是必不可少的，可以有效防止结肠癌复发和转移。随着医学水平的迅猛发展，靶向口服化学治疗药的出现如卡培他滨，对正常的人体细胞损害很小。而且，患者可以在家中接受化学治疗。

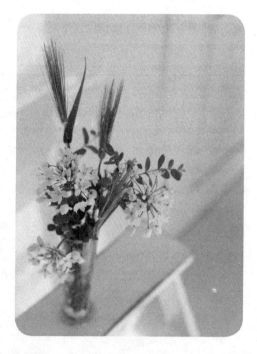

虽然结直肠癌对人们的健康和社会产生的负担依然沉重，但是近 20 年在其治疗领域取得了较大进展，5 年生存率由过去的 50% 提高到了 63%，患者的生活质量也得到了显著改善。上述成绩很大程度归因于结直肠癌药物治疗方面取得的突破性进展以及合理的规范化用药。

20 世纪 50 年代以来，氟尿嘧啶（fluorouracil，5-FU）一直作为结直肠癌治疗的基本化学治疗药物广泛应用于临床。90 年代中后期，新的高效化学治疗药物如奥沙利铂、伊立替康、卡培他滨以及分子靶向药物西妥昔单抗和贝伐珠单抗的相继研发上市，使得结直肠癌在药物治疗方面取得了长足进步。本文将对上述 6 种用于结直肠癌治疗的药物即氟尿嘧啶、卡培他滨、奥沙利铂、伊立替康、西妥昔单抗和贝伐珠单抗的作用机制、治疗方案、剂量用法及相关临床研究等方面进行概述和总结，为结直肠癌的规范化用药提供指导和参考。

◎ 5-FU

氟尿嘧啶（5-FU）是尿嘧啶 5 位上的氢被氟取代的衍生物，进入细胞后转化为单磷酸脱氧氟尿嘧啶（FdUMP），后者可抑制胸苷酸合成酶（TS）的活性，进而阻止脱氧尿苷酸（dUMP）转变为脱氧胸苷酸（dTMP）干扰脱氧核糖核酸（DNA）的合成，起到抑制肿瘤细胞生长的作用。此外，5-FU 在体内可转化为 5- 氟尿嘧啶核苷，以伪代谢产物形式掺入 RNA 中干扰蛋白质的合成，故对其他各期细胞也有作用。

◆适应证

本品的抗瘤谱较广，主要用于治疗消化道肿瘤，或较大剂量氟尿嘧啶治疗绒毛膜上皮癌。亦常用于治疗乳腺癌、卵巢癌、肺癌、宫颈癌、膀胱癌及皮肤癌等。

◆用法用量

氟尿嘧啶作静脉注射或静脉滴注所用剂量相差甚大。单药静脉注射剂量一般为 $10 \sim 20mg/（kg \cdot d）$，连用 $5 \sim 10d$，每疗程 $5 \sim 7g$（甚至 10g）。若为静脉滴注，通常为 $300 \sim 500mg/（m^2 \cdot d）$，连用 $3 \sim 5d$，每次静脉滴注时间不得少于 $6 \sim 8h$；静脉滴注时可用输液泵连续给药维持 24h。用于原发性或转移性肝癌，多采用动脉插管注药。腹腔内注射 1 次 $500 \sim 600mg/m^2$。每周 1 次，$2 \sim 4$ 次为 1 个疗程。

◆不良反应

1. 恶心、食欲缺乏或呕吐。一般剂量多不严重。偶见口腔黏膜炎或溃疡，腹部不适或腹泻。周围血白细胞减少常见（大多在疗程开始后 $2 \sim 3$ 周达最低点，在 $3 \sim 4$ 周后恢复正常），血小板减少罕见。极少见咳嗽、气急或小脑共济失调等。

2. 长期应用可导致神经系统毒性。

3. 偶见用药后心肌缺血，可出现心绞痛和心电图的变化。如经证实心血管不良反应（心律失常，心绞痛，ST 段改变）则停用。

◆禁忌

1. 当伴发水痘或带状疱疹时禁用本品。

2. 氟尿嘧啶禁忌用于衰弱病人。

3. 对本品过敏者禁用。

◆注意事项

1. 本品在动物实验中有致畸和致癌性，但在人类，其致突、致畸和致癌性均明显低于氮芥类或其他细胞毒性药物，长期应用本品导致第 2 个原发恶性肿瘤的危险性比氮芥等烷化剂为小。

2. 除单用本品较小剂量作放射增敏剂外，一般不宜和放射治疗同用。

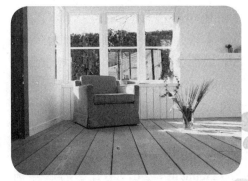

3. 其他有下列情况者慎用本品。

（1）肝功能明显异常。

（2）外周血白细胞计数 $< 3.5 \times 10^9/$L、血小板 $< 5.0 \times 10^9/L$ 者。

（3）感染、出血（包括皮下和胃肠

道）或发热超过 38℃者。

（4）明显胃肠道梗阻。

（5）脱水和（或）酸碱、电解质平衡失调者。

4.开始治疗前及疗程中应定期检查周围血象。

5.用本品时不宜饮酒或同用阿司匹林类药物，以减少消化道出血的可能。

◎ 卡培他滨

卡培他滨（Xeloda）商品名：希罗达，是口服的氟尿嘧啶类药物，可被肿瘤组织中较高表达的胸苷磷酸化酶（TP）转变为 5-FU。利用肿瘤组织中 TP 的活性比较正常组织高的特性，达到选择性肿瘤内激活的目的，从而最大限度发挥肿瘤杀伤作用以及降低对正常人体细胞的损害。同时每日 2 次的给药模式可模拟持续灌注的 5-FU，以在药物作用部位提供稳态的血药浓度。

◆ 适应证

1. **结肠癌辅助化学治疗**　卡培他滨适用于 Dukes C 期、原发肿瘤根治术后、适于接受氟尿嘧啶类药物单独治疗的结肠癌患者的单药辅助治疗。其治疗的无病生存期（DFS）不亚于氟尿嘧啶和甲酰四氢叶酸联合方案（5-FU/LV）。卡培他滨单药或与其他药物联合化学治疗均不能延长总生存期（OS），但已有试验数据表明在联合化学治疗方案中卡培他滨可较 5-FU/LV 改善无病生存期。医师在开具处方使用卡培他滨单药对 Dukes C 期结肠癌进行辅助治疗时，可参考以上研究结果。

2. **结直肠癌解救化学治疗**　当转移性结直肠癌患者首选单用氟尿嘧啶类药物治疗时，卡培他滨可用作一线化学治疗。卡培他滨与其他药物联合化学治疗时，生存期优于 5-FU/LV 单药化学治疗。目前尚无证据证实卡培他滨单药化学治疗的生存期优势。有关卡培他滨在联合化学治疗中取代 5-FU/LV 的安全性以及生存期优势还需进一步研究。

◆ 用法用量

卡培他滨的推荐剂量为 1250mg/m^2，口服 2/d（早晚各 1 次；等于每日总剂量 2500mg/m^2），治疗 2 周后停药 1 周，3 周为 1 个疗程。卡培他滨片剂应在餐后 30min 内用水吞服。在与多西他赛联合使用时，卡培他滨的推荐剂量为 1250mg/m^2，2/d，治疗 2 周后停药

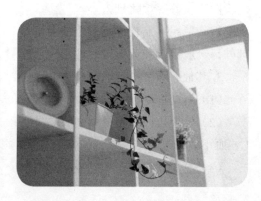

1 周，与之联用的多西他赛推荐剂量为 75mg/m^2，每 3 周 1 次，静脉滴注 1h。根据多西他赛的说明书，在对接受卡培他滨和多西他赛联合化学治疗的患者使用多西他赛前，应常规应用一些化学治疗辅助药物。当用于 Dukes C 期结肠癌患者的辅助治疗时，推荐治疗时间为 6 个月，即卡培他滨 1250mg/m^2，口服 2/d，治疗 2 周后停药 1 周，以 3 周为 1 个疗程，共计 8 个疗程（24 周）。

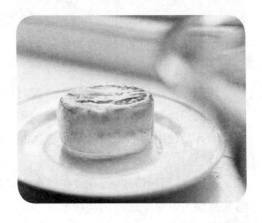

◆ **不良反应**

胃肠道病症：口干、胃胀，黏膜炎症 / 溃疡，如食管炎、胃炎、十二指肠炎、结肠炎及胃肠出血。

心脏疾病：下肢水肿、心源性胸痛（如心绞痛）、心肌病、心肌缺血 / 梗死、心力衰竭、猝死、心动过速、心律失常（如心房颤动，室性期前收缩）。

神经系统病症：味觉紊乱、失眠、意识错乱、脑病、小脑功能障碍（如共济失调、发声困难、平衡功能失调、异常共济失调）。

感染和侵染疾病：骨髓抑制、免疫系统损害和（或）黏膜屏障受损的相关疾病，如局部和致命全身感染（包括细菌、病毒、真菌性）以及败血症。

血液和淋巴系统疾病：贫血、骨髓抑制、各类血细胞减少症。

皮肤和皮下组织疾病：瘙痒症、局部表皮剥脱、皮肤色素沉着、非真菌性甲病、光敏反应、放射治疗回忆综合征。

全身病症和给药部位：虚弱、肢痛、嗜睡、胸痛（非心脏病患者）。

眼：眼干燥症。

呼吸系统：呼吸困难、咳嗽。

肌肉骨骼：背痛、肌痛、关节痛。

精神障碍：抑郁。

◆ **禁忌**

已知对卡培他滨或其任何成分过敏者禁用。

既往对氟尿嘧啶有严重、非预期的反应或已知对氟尿嘧啶过敏患者禁用卡培他滨。同其他氟尿嘧啶药物一样，卡培他滨禁用于已知二氢嘧啶脱氢酶（DPD）缺陷的患者。卡培他滨不应与索立夫定或其类似物（如溴夫定）同时给药。卡培他滨禁用于严重肾功能损伤患者（肌酐清除率＜ 30ml/min）。联合化学治疗时，

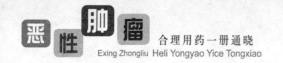

如存在任一联合药物相关的禁忌证，则应避免使用该药物。对顺铂的禁忌证同样适用于卡培他滨和顺铂联合治疗。

◆ **注意事项**

腹泻：卡培他滨可引起腹泻，有时比较严重。对于出现严重腹泻的患者应给予密切监护，若患者开始出现脱水，应立即补充液体和电解质。在适当的情况下，应及早开始使用标准止泻治疗药物（如洛哌丁胺）。必要时需降低给药剂量（见"用法用量"）。

脱水：必须预防脱水，并且在脱水出现时及时纠正。病人出现厌食、虚弱、恶心、呕吐或腹泻时早期即可出现脱水。当出现 2 级（或以上）脱水症状时，必须立即停止本品的治疗，同时纠正脱水。直到病人脱水症状消失，且导致脱水的直接原因被纠正和控制后，才可以重新开始本品治疗。针对此不良事件，调整给药剂量是必要的。

已观察到的卡培他滨的心脏毒性与氟尿嘧啶药物类似，包括心肌梗死、心绞痛、心律失常、心脏停搏、心力衰竭和心电图改变。既往有冠状动脉疾病史的患者中这些不良事件可能更常见。

既往有因二氢嘧啶脱氢酶缺乏（DPD）引起的氟尿嘧啶相关的罕见、难以预料的严重毒性（例如口腔炎症、腹泻、嗜中性粒细胞减少和神经毒性）发生。因此，无法排除 DPD 水平降低与氟尿嘧啶潜在致死性毒性效应增强之间存在关联的可能。卡培他滨可引起手足综合征(手掌 - 足底红肿疼痛或化学治疗引起肢端红斑)，一种皮肤毒性。转移性肿瘤患者接受卡培他滨单药治疗，手足综合征出现的中位时间为 79d（范围为 11 ～ 360d），严重程度为 1 ～ 3 级。

1 级手足综合征定义为出现下列任一现象：手和（或）足的麻木、感觉迟钝 / 感觉异常、麻刺感、红斑和（或）不影响正常活动的不适。2 级手足综合征定义为手和（或）足的疼痛性红斑和肿胀和（或）影响患者日常生活的不适。3 级手足综合征定义为手和（或）足湿性脱屑、溃疡、水疱或严重的疼痛和（或）使患者不能工作或进行日常活动的严重不适。

出现 2 级或 3 级手足综合征时应暂停使用卡培他滨，直至恢复正常或严重程度降至 1 级。出现 3 级手足综合征后，再次使用卡培他滨时应减低剂量（见"用法用量"）。

卡培他滨与顺铂联合治疗时，针对

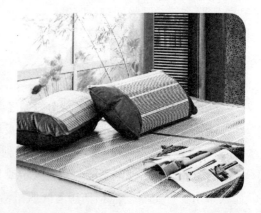

手足综合征不建议使用维生素 B_6（吡哆醇）改善症状或二级预防，原因是有报道维生素 B_6 可能降低顺铂的疗效。

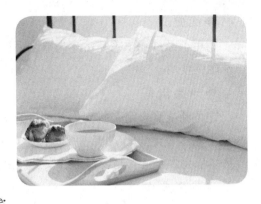

卡培他滨可引起高胆红素血症。如果药物相关的胆红素升高 $> 3.0 \times ULN$ 或肝转氨酶（ALT，AST）升高 $> 2.5 \times ULN$，应立即暂停使用卡培他滨。当胆红素降低至 $\leqslant 3.0 \times ULN$ 或者肝转氨酶 $\leqslant 2.5 \times ULN$，可恢复使用卡培他滨。

一项药物相互作用研究显示，卡培他滨与单剂量华法林联合给药时，华法林的平均 AUC 显著增加（+57%）。研究结果提示该相互作用可能是由于卡培他滨对细胞色素 p450-2C9 同工酶系统的抑制作用。对使用卡培他滨同时口服香豆素类衍生物抗凝药的患者，应密切监测其抗凝反应（INR 或 PT），并相应调整抗凝药的剂量。

应严密监测卡培他滨治疗的毒性反应。大多数不良反应是可逆的，虽然剂量可能需要限制或降低，但无需终止用药（见"用法用量"）。

肾功能损害：卡培他滨应用于肾功能损害患者时须谨慎。同氟尿嘧啶一样，中度肾功能损害患者（肌酐清除率为 30 ～ 50ml/min［Cockroft 和 Gault］）治疗相关 3 级或 4 级不良反应事件的发生率较高。对中度肾功能损害患者（肌酐清除率为 30 ～ 50ml/min），建议卡培他滨的起始给药剂量减为标准剂量的 75%。这一剂量调整建议既适用于卡培他滨单药治疗，也适用于卡培他滨联合治疗。如患者出规 2 ～ 4 级不良事件，应严密监测并立即暂停给药，随后的剂量调整可参考相应的剂量调整表格。

肝功能损害：卡培他滨用于肝功能损害患者时应密切监测。非肝转移引起的肝损伤或严重肝损伤对卡培他滨体内分布的影响尚不明确。

◎ 奥沙利铂

奥沙利铂为新型第 3 代铂类化学治疗药物，与其他铂类药物相同，均以 DNA 为作用部位，铂原子与 DNA 链形成链内和链间交联，阻断 DNA 复制和转录。奥沙利铂和 DNA 结合较快，对 RNA 亦有一定作用。体内和体外试验均表明其与顺铂、卡铂等无交叉耐药，此外，其骨髓抑制轻微，因此更易与其他抗肿瘤药物联合使用。

◆适应证

适用于经过氟尿嘧啶治疗失败之后的结、直肠癌转移的患者，可单独或联合氟尿嘧啶使用。

◆用法用量

在单独或联合用药时，推荐剂量为 $130mg/m^2$，加入 $250 \sim 500ml$ 5% 葡萄糖溶液中输注 $2 \sim 6h$。没有主要毒性出现时，每 3 周（21d）给药 1 次。剂量的调整应以安全性，尤其是神经学的安全性为依据。

◆不良反应

1. 造血系统　本品具有一定的血液毒性。当单独用药时，可引起下述不良反应：贫血、白细胞减少、粒细胞减少、血小板减少，有时可达 3 级或 4 级。当与氟尿嘧啶联合应用时，中性粒细胞减少及血小板减少等血液学毒性增加。

2. 消化系统　单独应用本品，可引起恶心、呕吐、腹泻。这些症状有时很严重。当与氟尿嘧啶联合应用时，这些副作用显著增加。建议给予预防性和（或）治疗性的镇吐用药。

3. 神经系统　以末梢神经炎为特征的周围性感觉神经病变。有时可伴有口腔周围、上呼吸道和上消化道的痉挛及感觉障碍。甚至类似于喉痉挛的临床表现而无解剖学依据。可自行恢复而无后遗症。这些症状常因感冒而激发或加重。感觉异常可在治疗休息期减轻，但在累积剂量＞ $800mg/m^2$（6 个周期）时，有可能导致永久性感觉异常和功能障碍。在治疗终止后数月之内，3/4 以上病人的神经毒性可减轻或消失。当出现可逆性的感觉异常时，并不需要调整下一次本品的给药剂量。给药剂量的调整应以所观察到的神经症状的持续时间和严重性为依据。当感觉异常在 2 个疗程中间持续存在，疼痛性感觉异常和（或）功能障碍开始出现时，本品给药量应减少 25%（或 $100mg/m^2$），如果在调整剂量之后症状仍持续存在或加重，应停止治疗。在症状完全或部分消失之后，仍有可能全量或减量使用，应根据医师的判断做出决定。

◆禁忌

①对铂类衍生物有过敏者禁用；②妊娠及哺乳期间禁用。

◆注意事项

1. 本品应在具有抗癌化学治疗经验的医师的监督下使用。特别是与具有潜在性神经毒性的药物联合用药时，应严

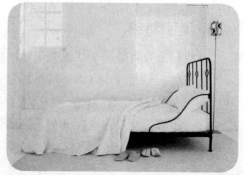

密监测其神经学安全性。

2.由于本品在消化系统毒性，如恶心、呕吐，应给予预防性或治疗性的镇吐用药。

3.当出现血液毒性时（白细胞＜2×10⁹/L或血小板＜50×10⁹/L），应推迟下1个周期用药，直到恢复。

4.在每次治疗之前应进行血液学计数和分类，亦应进行神经学检查，之后应定期进行。

5.患者在2个疗程之间持续存在疼痛性感觉异常和（或）功能障碍时，本品用量应减少25%。调整剂量后若症状仍存在或加重，应停药。

6.配制和输用本品药液时，不得使用含铝针头或注射用具。

7.因使用本品时低温可致喉痉挛，故不得用冰冷食物或用冰水漱口。

◎ 伊立替康

伊立替康是一种天然喜树碱的半合成衍生物，通过抑制拓扑异构酶发挥细胞毒作用。其能选择地作用于拓扑异构酶Ⅰ，对DNA空间构型、复制、重组、转录及有丝分裂等过程具有十分重要的干预功能，使DNA单链及双链断裂，从而诱导癌细胞凋亡。

◆ 适应证

适用于晚期大肠癌患者的治疗：与氟尿嘧啶和亚叶酸联合治疗既往未接受化学治疗的晚期大肠癌患者；作为单一用药，治疗经含氟尿嘧啶化学治疗方案治疗失败的患者。

◆ 用法用量

推荐预防性给予患者镇吐药。当患者出现胆碱能综合征时要考虑预防性或治疗性地给予阿托品治疗。

联合用药 剂量方案：盐酸伊立替康与5-FU（5-氟尿嘧啶）和LV（亚叶酸钙）联用，2周用药方案，盐酸伊立替康180mg/m²静脉滴注30～90min，第1天；LV 400mg/m²应该在盐酸伊立替康输注后立即给予，滴注时间相同，第1天；5-FU 400mg/m²静脉推注，第1天，然后1200mg/（m²·d）×2d持续静脉滴注（总量2400mg/m²，滴注46～48h）。每2周重复。

◆ 不良反应

胃肠道：腹泻和恶心、呕吐是接受盐酸伊立替康治疗后常见的不良事件，且可能是严重的。接受单药125mg/m²每周给药方案的患者中，发生任何级别的迟发性腹泻，其中位持续时间是3d，其中3级或4级迟发性腹泻的中位持续时间是

7d。≥65岁的患者发生3级和4级腹泻的频率明显增高（39.8%比23.4%，*P*=0.0025）。

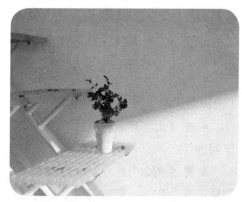

腹部疼痛和痉挛与早发性腹泻有关（在用药后的24h内发生）。在研究中发现，阿托品有助于缓解这些症状。发现结肠溃疡，有时伴胃肠道出血、梗阻和感染与使用盐酸伊立替康有关。

血液系统：本品通常会引起中性粒细胞减少、白细胞减少（包括淋巴细胞减少）和贫血。

胆碱能综合征：患者可能出现鼻炎、流涎增多、瞳孔缩小、流泪、出汗、潮红和可引起腹部痉挛或早发性腹泻的肠蠕动亢进等胆碱能综合征。这些症状在静脉滴注药物的同时或结束后短时间内发生。它们被认为与盐酸伊立替康母体化合物的抗胆碱酯酶活性有关，在高剂量的时候更容易发生。出现这些症状的时间与胃肠外盐酸伊立替康给药血浆峰浓度出现的时间一致。

代谢和营养：临床研究中14.8%的患者出现由于腹泻、恶心和呕吐而引起的脱水。

肝脏：在评估单药每周方案的临床研究中发现少于10%的患者出现NCI3或4级肝酶异常。这些事件典型地发生于已有肝转移的患者。应用每3周1次给药方案，在一项研究中有8.5%患者发生肝脏事件，例如腹水和NCI3/4级的黄疸，而在另一项研究中有8.7%的患者发生。

肾脏：血清肌酐或血尿素氮增加通常是由于并发感染或恶心、呕吐、腹泻引起的脱水所致。有发生急性肾衰竭的病例报道。很罕见的由于肿瘤溶解综合征而导致肾功能损害的病例也有报道。

皮肤病：有报道在盐酸伊立替康治疗中出现脱发。也有报道会发生皮疹，但不会引起治疗的中断。

神经系统：在单药每周给药方案的临床研究中，患者失眠和头晕的发生率分别为19.4%和14.8%，但通常不认为它们与盐酸伊立替康有直接的关系。头晕有时是脱水患者发生直立性低血压所致。

心血管系统：在输注盐酸伊立替康的过程中可能发生血管舒张（潮红）。盐酸伊立替康有抗胆碱酯酶的活性。有可能出现与用药相关的心血管不反应，包括猝死、一过性黑矇和心动过缓。在输注本品的时候要监测患者是否出现胆碱能效应，并且准备好阿托品以及时给予对症治疗。在对304例患者进行的单药每周方案的 II 期临床研究中未报道有猝死发生。在这些研究中，2 例患者（0.7%）出现了晕厥，1 例患者（0.3%）出现了心动过缓。

◆禁忌

慢性炎性肠病和（或）肠梗阻：胆红素超过正常值上限的 3 倍；严重骨髓抑制；WHO 体力状态评分＞2。禁用于对该药物或辅料过敏的患者。禁用于妊娠和哺乳期的妇女。

◆注意事项

应用本品须在有使用细胞毒化学治疗药物经验的肿瘤专科医师的监督指导下使用。只有在能方便地获得充足的诊断和治疗设备的情况下，才可能给予并发症恰当的处理。

药物外渗：本品是通过静脉滴注给药的。需要注意防止外渗，静脉滴注部位要注意观察是否有炎症发生。一旦发生外渗，用无菌水冲洗并推荐给予冰敷。

腹泻和处理方法：本品可以引起早发性和迟发性腹泻，它们由不同的机制产生。两种腹泻都可能是严重的。

早发性腹泻（在静脉滴注盐酸伊立替康时或结束后的短时间内发生）是因为胆碱能作用所致。它通常是暂时性的，很少为严重性的。它有可能同时伴有鼻炎、流涎增多、瞳孔缩小、流泪、出汗、潮红、心动过缓和可引起腹部绞痛的肠蠕动亢进症状。对使用盐酸伊立替康时或结束后短时间内出现胆碱能综合征的患者静脉内或皮下注射 0.25 ～ 1mg（总剂量 ≤ 1mg/d）的阿托品（除非有使用禁忌证）。在下次使用本品时，应预防性使用硫酸阿托品。年龄 ≥ 65 岁的患者中，发生早发性腹泻的可能性较大，应该多加监测。

迟发性腹泻（通常在使用本品 24h 后发生，出现第一次稀便的中位时间为滴注后第 5 天）持续时间可能较长，可能导致脱水、电解质紊乱或感染，甚至为致命性的。一旦发生迟发性腹泻需要及时给予洛哌丁胺治疗。应指导患者备有洛哌丁胺，一旦出现粪便不成形或解稀便或排便频率比以往增多时就要开始洛哌丁胺治疗。临床研究中的洛哌丁胺给药方案为，首剂 4mg，然后每 2 小时给予 2mg 直至患者腹泻停止后 12h。在晚上，患者可以每 4 小时服用洛哌丁胺 4mg。不推荐连续使用以上剂量洛哌丁胺 48h 以上，因为有出现麻痹性肠梗阻的风险，也不推荐使用时间少于 12h。不推荐洛

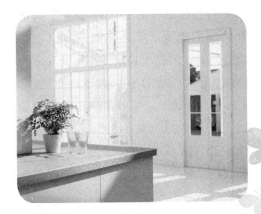

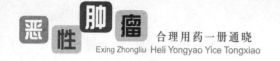
哌丁胺预防性给药。

◎ 西妥昔单抗

西妥昔单抗（Erbitux）商品名：爱必妥，是一种以人 EGFR 作为靶点的 IgG1 型人鼠嵌合型单克隆抗体。可以竞争性抑制 EGFR 与其配体的结合，通过抑制与受体相关的酪氨酸激酶的活化而抑制细胞周期进程、诱导凋亡，减少基质金属蛋白酶和血管内皮生长因子的产生，降低肿瘤血管生成、细胞的迁移和侵袭。其次，西妥昔单抗还具有激发补体介导的细胞杀伤效应和抗体依赖的细胞杀伤效应发挥间接抗肿瘤作用。大量文献报道 KRAS 基因的第 12 或第 13 密码子突变的肿瘤对 EGFR 抑制剂西妥昔单抗治疗不敏感。因此，对于已知有 KRAS 基因第 12 或第 13 密码子突变的患者，不管是单药还是与其他抗肿瘤药物联合，均不应使用西妥昔单抗。

◆适应证

本品单用或与伊立替康（irinotecan）联用于表皮生长因子（EGF）受体过度表达的，对以伊立替康为基础的化学治疗方案耐药的转移性直肠癌的治疗。

◆用法用量

建议在经验丰富的实验室按照验证后的方法检测 EGFR；西妥昔单抗必须在有使用抗癌药物经验的医师指导下使用。在用药过程中及用药结束后 1h 内，必须密切监察患者的状况，并必须配备复苏设备。

首次滴注本品之前，患者必须接受抗组胺药物治疗，建议在随后每次使用本品之前都对患者进行这种治疗。本品每周给药 1 次。初始计量为 400mg/m²，其后每周 250mg/m²。初次给药时，建议滴注时间为 120min，随后每周给药的滴注时间为 60min，最大滴注速率不得超过 5ml/min。

◆不良反应

西妥昔单抗的安全性不会受到伊立替康的影响，反之亦然。与伊立替康合用时，本品的其他一些不良反应为已知的伊立替康的不良反应（包括腹泻 72%、恶心 55%、呕吐 41%、黏膜炎如口腔炎等 26%、发热 33%、白细胞减少症 25% 和脱发 22%）。因此，请同时参阅伊立替康的使用说明书。临床上未观察到本品的性别差异。

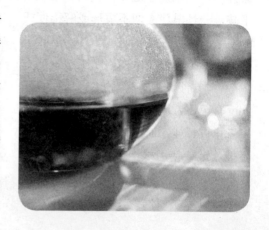

免疫系统紊乱：常见（＞1/100，＜1/10），约5%的患者在接受西妥昔单抗治疗时发生超敏反应；其中约50%为严重反应。轻中度（1级或2级；美国国立癌症中心—常见毒性标准，NCI-CTC）反应包括发热、寒战、恶心、皮疹和呼吸困难等症状。严重的超敏反应（3级或4级）多发于初次滴注过程中或初次滴注结束1h内，症状包括急性气道阻塞（如支气管痉挛、喘鸣、嘶哑、发声困难）风疹和（或）低血压。

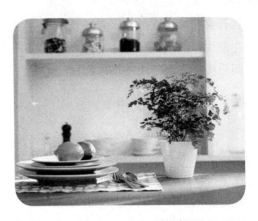

眼部疾病：常见（＞1/100，＜1/10），约5%的患者会发生结膜炎。

呼吸、胸部及纵隔紊乱：易见（＞1/10），有报道25%的终末期结直肠癌患者发生呼吸困难。老年患者、体能状况低下者或伴有肺部疾病的患者中，呼吸困难的发生率较高，有时症状严重。

皮肤及皮下组织紊乱：易见（＞1/10），80%以上的患者可能发生皮肤反应，其中约15%症状严重。主要症状为粉刺样皮疹，其次为指甲病（如甲床炎）。这些不良反应大多在治疗的第1周内出现。通常中断治疗后上述症状可以自行消退，并无后遗症。随后可以按照推荐的调整剂量继续进行治疗。按照NCI-CTC，2级皮肤反应为50%的体表出现皮疹，3级为≥50%的体表出现皮疹。

代谢及营养紊乱：有低镁血症的报道。

◆ **禁忌**

已知对西妥昔单抗有严重超敏反应（3级或4级）的患者禁用本品。

◆ **注意事项**

本品常可引起不同程度的皮肤毒性反应，此类患者用药期间应注意避光。轻至中度皮肤毒性反应无需调整剂量，发生重度皮肤毒性反应者，应酌情减量。研究发现妇性患者的药物清除率较男性低25%，但疗效和安全性相近，无需根据性别调整剂量。因本品能透过胎盘屏障，可能会损害胎儿或影响女性的生育能力，故孕妇及未采取避孕措施的育龄妇女慎用。因本品可通过乳汁分泌，故哺乳期妇女慎用。在本品对儿童患者的安全性尚未得到确认前，儿童禁用。严重的输液反应发生率为3%，致死率＜0.1%。其中90%发生于第1次使用时，以突发性气道梗阻、荨麻疹和低血压为特征。因部分输液反应发生于后续用药阶段，故应在医师监护下用药。发生轻至中度输液反应时，可减慢输液速度或服用抗组胺药物，若发生严重的输液反应需立即停止输液，静脉注射肾上腺素、糖皮质激素、抗组胺药物并给予支气管扩张药及输氧等治疗。部分患者应禁止再次使用本品。此外，在使用本品期间如发生急性发作的肺部症状，应立即停用，查明原因，若确系肺间质疾病，则禁用并进行相应的治疗。

◎ 贝伐珠单抗

贝伐珠单抗（Avastin）（Bevacizumab Injection）商品名称：安维汀，是一种针对 VEGF-A 的 149-KD 的重组人类单克隆 IgG1 抗体。其可以选择性结合循环血中 VEGF，避免 VEGF 与细胞膜上的受体结合，抑制微血管生成，限制肿瘤细胞的血供，降低组织间隙压，增加血管通透性，加速化学治疗药物的运输，促进肿瘤内皮细胞的凋亡。

◆ 适应证

转移性结直肠癌：贝伐珠单抗联合以氟尿嘧啶为基础的化学治疗适用于转移性结直肠癌患者的治疗。

◆ 用法用量

贝伐珠单抗应该由专业卫生人员采用无菌技术稀释后才可滴注。贝伐珠单抗采用静脉滴注的方式给药，首次静脉滴注时间需持续 90min。如果第 1 次滴注耐受性良好，则第 2 次滴注的时间可以缩短到 60min。如果患者对 60min 的滴注也具有良好的耐受性，那么随后进行的所有滴注都可以用 30min 的时间完成。 建议持续贝伐珠单抗的治疗直至疾病进展为止。转移性结直肠癌（mCRC）贝伐珠单抗静脉输注的推荐剂量为：联合 m-IFL（改良 IFL）化学治疗方案时，5mg/kg，每 2 周给药 1 次。

◆ 不良反应

最严重的药物不良反应是：

1. 胃肠道穿孔。

2. 出血，包括较多见于 NSCLC（非小细胞肺癌）患者的肺出血 / 咯血。

3. 动脉血栓栓塞。

临床安全性数据的分析结果提示接受贝伐珠单抗治疗时高血压和蛋白尿的发生可能具有剂量依赖性。

在各项临床试验中接受贝伐珠单抗治疗的患者，发生频率最高的药物不良反应包括高血压、疲劳或乏力、腹泻

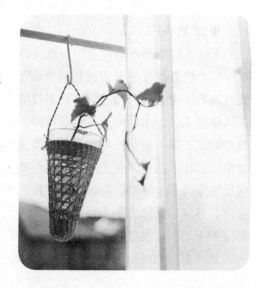

和腹痛。

◆ **禁忌**

贝伐珠单抗禁用于已知对下列物质过敏的患者：产品中的任何一种组分；中国仓鼠卵巢细胞产物或者其他重组人类或人源化抗体。

【警告】

胃肠道穿孔 使用贝伐珠单抗可能出现胃肠道穿孔，其发生率在0.3%～2.4%，有时甚至会导致致命的结果。在应用贝伐珠单抗的过程中，如果患者出现腹痛，在进行鉴别诊断时应考虑胃肠道穿孔的可能。

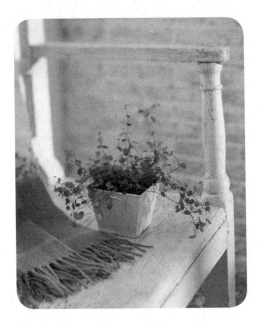

◆ **注意事项**

胃肠道穿孔：在采用贝伐珠单抗治疗时，患者发生胃肠道穿孔和胆囊穿孔的风险可能增加在发生了胃肠道穿孔的患者中，应该永久性地停用贝伐珠单抗。

瘘：在采用贝伐珠单抗治疗时，患者发生瘘的风险可能增加。发生了气管食管（TE）瘘或任何一种4级瘘的患者，应该永久性地停用贝伐珠单抗。发生了其他瘘而继续使用贝伐珠单抗的信息有限。对发生了胃肠道以外的内瘘的患者，应该考虑停用贝伐珠单抗。

出血：采用贝伐珠单抗治疗的患者出血的风险加大．特别是与肿瘤有关的出血。在采用贝伐珠单抗治疗过程中发生了3级或4级出血的患者，应该永久性地停用贝伐珠单抗。通常根据影像学或临床症状、体征判断有中枢神经系统转移的患者都为贝伐珠单抗临床试验的排除人群。因此，没有相关的前瞻性的随机试验评估在这类人群中发生中枢神经系统出血的风险。应该监测患者的中枢神经系统出血相关症状和体征，如果一旦出现了颅内出血就应该中断贝伐珠单抗的治疗。在具有先天性出血素质和患有获得性凝血病的患者中，或者在开始采用贝伐珠单抗治疗之前服用全剂量抗凝血药治疗血栓栓塞的患者中，还没有获得有关贝伐珠单抗安全性的信息，因为此类患者往往被排除在临床试验之外。因此，在此类患者中首次采用贝伐珠单抗进行治疗之前，应该进行慎重的考虑。但是，在接受贝伐珠单抗治疗中发生了静脉血栓的患者，同时采用全剂量华法林和贝伐珠单抗进行治疗时，3级或3级以上出血的发生率没有出现增高。

因混合用于未经批准的玻璃体内使用而引起的严重眼部感染：有报道将批准

用于癌症患者静脉内给药的安维汀瓶装制剂混合用于未经批准的玻璃体内使用后引起个别及群体性严重眼部不良事件（包括感染性眼内炎和其他眼部感染情况）。其中某些事件导致不同程度的视力下降，包括永久性失明。 贝伐珠单抗不可用于玻璃体内使用。

肺出血 / 咯血：采用贝伐珠单抗治疗的非小细胞肺癌患者可能面临着发生严重的、在某些病例中甚至是致命的肺出血 / 咯血的风险（参见出血）。最近发生过肺出血 / 咯血（＞ 1/2 茶匙的鲜红血液）的患者不应该采用贝伐珠单抗进行治疗。

高血压：在采用贝伐珠单抗治疗的患者中，观察到高血压的发生率有所升高。临床安全性数据表明高血压的发生可能具有剂量依赖性。对于有高血压病史的患者，在开始贝伐珠单抗治疗之前，应该对先前所患有的高血压给予充分的控制。在开始贝伐珠单抗治疗时血压尚未控制的患者中，还没有贝伐珠单抗影响的信息。建议在采用贝伐珠单抗治疗的过程中，对血压进行监测。在大多数病例中，出现高血压的患者都可以根据个体情况采用标准的抗高血压治疗充分地控制血压。对于采用抗高血压治疗不能充分控制的明显高血压患者，或者发生了高血压危象或高血压脑病的患者，应该永久性地停用贝伐珠单抗(参见不良反应以及上市后经验)。

可逆性后部白质脑病综合征（RPLS）：贝伐珠单抗治疗患者产生可逆性后部白质脑病综合征（RPLS）样证候 / 症状的报道极少，RPLS 是一种罕见的神经学疾病，表现为癫痫发作、头痛、精神状态改变、视觉障碍，或者皮层盲，伴有或者不伴有高血压。RPLS 的诊断需要由大脑影像学检查结果确认，首选磁共振成像。在发生了 RPLS 的患者中，建议采用包括控制高血压在内的特异性对症治疗，同时停用贝伐珠单抗。目前还不了解在先前发生过 RPLS 的患者中，重新开始贝伐珠单抗治疗的安全性。

动脉血栓栓塞：在临床试验中观察到在接受贝伐珠单抗联合化学治疗的患者中，包括脑血管意外、短暂性脑缺血发作（TIA）和心肌梗死（MI）在内的动脉血栓栓塞的发生率高于那些只接受化学治疗的患者。对于已经发生了动脉血栓栓塞的患者，应该永久性地停用贝伐珠单抗。有动脉血栓栓塞史或者年龄＞ 65 岁的接受贝伐珠单抗与化学治

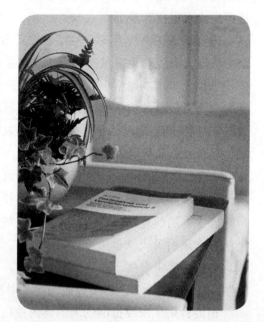

疗联合治疗的患者，在贝伐珠单抗治疗过程中发生动脉血栓栓塞的风险增高。在采用贝伐珠单抗对此类患者进行治疗时，应该慎重。

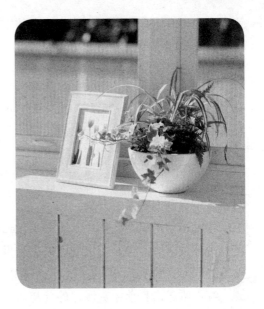

静脉血栓栓塞：在采用贝伐珠单抗治疗时，患者可能面临着发生包括肺栓塞在内的静脉血栓栓塞性事件的风险。如果患者发生了威胁生命（4级）的静脉栓塞事件，包括肺栓塞，应该停用贝伐珠单抗。对于栓塞事件≤3级的患者需要进行密切的监测。

充血性心力衰竭：在临床试验中曾经报告了符合充血性心力衰竭（CHF）诊断标准的事件。从无症状性的左心室射血分数下降到需要治疗或者住院的有症状性CHF。在使用本品治疗有临床重度心血管病的患者（如有冠心病病史或充血性心力衰竭）时应谨慎。大部分发生CHF的患者都患有转移性乳腺癌，并且在此之前接受过蒽环类药物的治疗，或者之前左胸壁接受过放射治疗，或者具有其他发生CHF的危险因素。在患有临床明显心血管疾病或先前曾经患有充血性心力衰竭的患者中，采用贝伐珠单抗治疗时应该慎重。

中性粒细胞减少：已经观察到与单独采用化学治疗的患者相比较，在某些骨髓毒性化学治疗方案联合贝伐珠单抗治疗的患者中，严重的中性粒细胞减少、中性粒细胞减少性发热或者伴有严重中性粒细胞减少的感染（其中某些病例甚至发生了死亡）的发生率有所增加。

伤口愈合并发症：贝伐珠单抗可能对伤口愈合产生不良影响。重大手术后至少28d之内不应该开始贝伐珠单抗治疗，或者应该等到手术伤口完全愈合之后再开始贝伐珠单抗的治疗。贝伐珠单抗治疗过程中发生了伤口愈合并发症的患者，应该暂停贝伐珠单抗治疗，直到伤口完全愈合。需要进行择期手术的患者也应该暂停贝伐珠单抗治疗。

蛋白尿：临床试验结果显示在接受贝伐珠单抗与化学治疗联合治疗的患者中，蛋白尿的发生率高于那些只接受化学治疗的患者。在采用贝伐珠单抗进行治疗的患者中，4级蛋白尿（肾病综合征）并不常见。如果出现了4级蛋白尿，就应该永久性地终止贝伐珠单抗治疗。

超敏反应，输液反应：患者可能处于发生输液反应/超敏反应的高风险。建

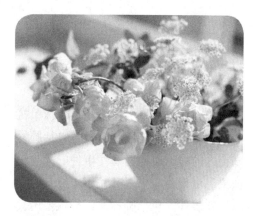

议应当与所有治疗用人源化单抗输注时一样，在贝伐珠单抗给药期间和给药后密切观察患者。如发生反应，应终止输注，并采取适当的治疗。全身性预防给药不能防止此类反应发生。

卵巢衰竭／生育力：贝伐珠单抗可能损害女性生育力。因此，在使用贝伐珠单抗治疗前，应当与有潜在生育力的妇女讨论生育力的保护方法。

驾驶和使用机器的能力：有关贝伐珠单抗对驾驶和使用机器的能力的影响还没有进行过研究。但是，没有证据表明贝伐珠单抗治疗可能增加导致驾驶或机器操作能力削弱的或者导致心智能力下降的不良事件的发生率。

综上所述，目前结直肠癌的药物治疗主要为以上6类药物。规范化合理使用这些药物不仅降低了Ⅱ、Ⅲ期结直肠癌患者的术后复发率，也大大延长了晚期患者的疾病进展时间和生存时间，提高了生活质量。通过基于临床研究数据的规范化合理用药是治疗结直肠癌的关键，而今后的治疗研究仍会侧重于优化化学治疗方案以提高疗效减轻毒副作用，并对不同患者实施个体化的治疗。设计合理的随机对照临床药物研究是结直肠癌规范化用药的重要参考依据。

（丁震宇）

第五节　原发性肝癌的合理用药

原发性肝癌是世界范围内最常见的恶性程度很高的肿瘤之一，在世界各地均有发生，主要分布在亚洲太平洋沿岸及非洲的东南部地区。每年有50万～100万的新发病例，位居恶性肿瘤死亡率的第7位，这些高发区肝癌发病率一般在30/10万以上；而澳洲、欧洲、北美等地区属低发区，其发病率在5/10万以下。肝癌全球流行趋势显示，在15岁以上人群中，发达国家原发性肝癌的发病率有上升趋势，而发展中国家有下降趋势。另据报道，在美国和法国以及一些欧洲国家肝癌的发病率和病死率有明显上升趋势。

原发性肝癌在我国是常见的恶性肿瘤，据统计，1991 － 2000 年，肝癌病死率位居中国各种肿瘤病死率的第 2 位，其报告病死率在 20/10 万左右，并且近 10 年来其病死率一直呈上升趋势。我国肝癌病死率在部分城市中占恶性肿瘤死因的第 2 位（19.98/10 万），在部分农村中占第 1 位（23.59/10 万），在我国台湾地区占第 1 位。不论是肝癌的高发地区或低发地区，在尸检中肝癌发病率均呈上升趋势。因此，肝癌是危害中国人民健康主要的疾病之一。

我国肝癌患者现在正在逐渐增多，是一种发病率和病死率都很高的肿瘤。有统计显示，中国是全球肝癌发病率最高的，排在第 1 位，每年肝癌发病人数超过 40 万，占全球的 55%，死亡人数占全球的 45%。；肝癌在全国恶性肿瘤占第 3 位，死亡率占第 2 位，东南沿海高发。肝癌可以称为最具"中国特色"的癌症病种。如何通过多学科联合攻关以取得理想的规范化综合诊疗效果成为了众多专业医师亟待攻克的难题。

什么是原发性肝癌？

原发性肝癌是世界上流行最高的 10 种恶性肿瘤之一，其中 50% 以上发生在中国，尤其是沿海地区属肝癌高发区，其恶性度高、病情进展快，且病人早期一般没有什么不适，一旦出现症状就诊，往往已属中晚期。故治疗难度大、疗效差。我国肝癌发病年龄以 40 － 50 岁多见，男性多于女性，为（2 ～ 5）：1。

原发性肝癌发病部位主要包括肝细胞和肝内胆管细胞，对应的肝癌组织分型为肝细胞癌、胆管细胞癌和混合细胞癌。其中肝细胞癌占肝癌的绝大多数，后两种分型较罕见。

我国为乙型病毒性肝炎大国。"慢性肝炎—肝硬化—肝癌"三步曲。长期的临床观察中发现，肝炎、肝硬化、肝癌是不断迁移演变的三部曲。

1. 肝炎　乙型和丙型肝炎病毒均为肝癌的促发因素，以乙型肝炎为主。在中国，慢性病毒性肝炎是原发性肝癌诸多致病因素中最主要病因。

2. 肝硬化　在中国，原发性肝癌主要在病毒性肝炎后肝硬化基础上发生的；在欧美国家，肝癌常在酒精性肝硬

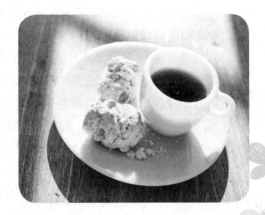

化的基础上发生的。俗话说"饮酒伤肝"，饮酒并不是肝癌的直接病因，但它的作用类似于催化剂，能够促进肝癌的发生和进展。长期过度饮酒，可史肝细胞反复发生脂肪变性、坏死和再生，最终导致肝纤维化和肝硬化。如果肝炎患者再大量酗酒，会大大加快加重肝硬化的形成和发展，促进肝癌的发生。

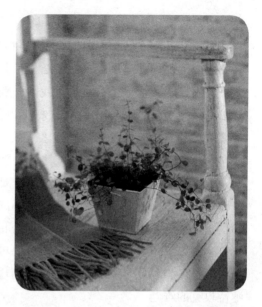

3. 黄曲霉毒素　在肝癌高发区尤以南方以玉米为主粮地方调查提示肝癌流行可能与黄曲霉毒素对粮食的污染有关且黄曲霉毒素 B_1 是动物肝癌最强的致癌剂。多存在于变质的玉米花生等。

4. 饮用水污染　江苏启东饮用沟溏水者肝癌发病率为 60 ～ 101/10 万，饮用井水者仅 0 ～ 19/10 万。饮用沟水者相对危险度为 3.00。调查发现沟溏水中有一种兰绿藻产生藻类毒素可能是饮水污染与肝癌发生的有关线索。

5. 其他因素　遗传，物理化学因素，微量元素硒缺乏也是促发肝癌的重要因素。

总之，肝癌的发生发展是多种因素共同作用的结果，以肝炎病毒为主。

◎ 肝癌有哪些临床症状？

1. 肝大　肝呈进行性肿大，质地坚硬，表面凹凸不平，常有不同程度的压痛。进行性肝大是肝癌最常见的体征，绝大多数的患者因为自己扪及上腹部肿块前就诊。

2. 肝区疼痛　占 50% 以上，多呈持续性肿痛或钝痛，肝痛是由于肝包膜被增长快速的肿瘤牵拉所引起。若病变侵犯膈，疼痛可牵涉右肩。

3. 黄疸　晚期出现，分为肝细胞性黄疸和梗阻性黄疸。

4. 肝硬化征象　腹水是中晚期肝癌的常见体征，主要由于慢性肝功能受损使白蛋白合成减少或门静高压等原因所致；脾大，静脉侧支循环。不少患者常有慢性肝病面容、肝掌、蜘蛛痣、腹壁静脉曲张体质虚弱的体征。

5. 全身表现　发热，乏力，进行性消瘦，恶病质，伴癌综合征等。

肝癌的化学治疗药物有哪些？

◎ 联合化学治疗

被推荐用于一般情况良好，肝功能处于代偿期的患者。传统方案多以蒽环类、氟尿嘧啶和（或）顺铂为基础，客观疗效较单药有明显提高，一般为15%～35%，中位生存期≥6个月；缺点是毒副反应较大。新一代方案多含奥沙利铂、吉西他滨或卡培他滨，疗效与传统方案相似或略高，患者耐受性良好。

◎ 单药化学治疗

1. 氟尿嘧啶类　氟尿嘧啶类药物是消化系统恶性肿瘤的基本用药，加用亚叶酸钙可增加胞内亚叶酸水平，增强疗效。作为一种细胞周期特异性抗代谢药，持续给药更符合药理学特点，应用卡莫氟600mg/d，连续用药4周以上，在18例可以评价的晚期肝癌患者中取得了16.7%的有效率；Lencioni应用去氧氟尿苷治疗的有效率为17%；Yehuda报道，37例晚期肝癌患者接受卡培他滨2000mg/（$m^2 \cdot d$），连用14d治疗，3周重复1次，有效率为11%，中位生存期为10.1个月。

2. 蒽环类抗肿瘤药　ADM曾作为原发性肝癌的标准化学治疗用药，但其毒副作用和化学治疗相关性死亡率高，难以在临床中推广。脂质体多柔比星具有在肿瘤组织中高聚集、毒副作用较小的优势。伊达比星胶囊是一种口服的蒽环类药物，单药治疗有效率为17.5%，中位进展时间为4个月，安全性好，值得进行多中心临床研究

3. 喜树碱类　伊立替康单药125mg/m^2，每周1次，连用4周，停2周为1个周期，14例患者中有1例取得PR，疗效持续7个月，RR为7%，毒副作用轻微；2002年美国临床肿瘤学会会议上报道了一种喜树碱类新药依喜替康治疗43例患者，PR 2例，好转（MR）6例，SD14例，中位生存期为7.4个月。

4. 铂类　铂类属广谱有效的抗癌药，Okada完成的顺铂（DDP）治疗肝癌的Ⅱ期临床试验中，应用DDP80mg/m^2，每4周重复，15.4%的患者取得了

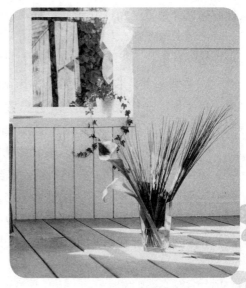

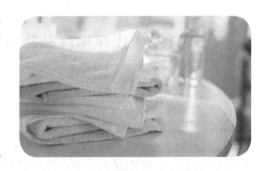

部分缓解，且疗效维持 >3 个月。奥沙利铂是第三代铂类，已在部分消化道肿瘤中显示较顺铂有更好的疗效，且毒副作用少。在 2004 年 ASCO 会议上报告的 II 期临床试验中，14 例复治患者中，有 1 例取得 PR，且维持疗效达 9 个月，6 例疾病稳定（SD），中位 TTP 为 2.7 个月，MST 为 10 个月。奥沙利铂（乐沙定）于 2013 年 3 月 12 日获得国家食品药品监督管理局（SFDA）批准用于"不适合手术切除或局部治疗的局部晚期和转移的肝细胞癌（HCC）的治疗"的适应证，成为全球首个获批的用于肝癌系统化学治疗的药物，为晚期肝细胞癌这一具有中国特色癌症的治疗带来了突破与希望。

最新的全球性研究证实，含有乐沙定（注射用奥沙利铂）的化学治疗新方案使晚期肝癌患者死亡风险降低 20%，复发转移风险降低 38%，且肿瘤客观缓解率显著提高到达 8.2%。解放军南京 81 医院秦叔逵教授表示：含乐沙定（注射用奥沙利铂）化学治疗新方案的提出和治疗效果的确定，首次改变了医师对肝癌系统化学治疗的传统认识，为医师和患者提供了切实有效的治疗方案。中国肝癌患者终于拥有了疗效好，花费低以及对肝脏损伤较小的治疗方案。基于当前肝癌在中国的临床实践和需求的急迫性，乐沙定成为全球首个获批的肝癌系统化学治疗药物，可为临床提供一个有明确疗效证据的治疗选择，也有利于在今后肝细胞癌领域内临床研究的开展，为患者带来更多获益。

目前，含乐沙定方案为主的系统化学治疗被收录于国家卫生部颁发的《原发性肝癌诊疗规范（2011 年版）》，推荐用于治疗晚期原发性肝癌的全身系统治疗。并且，该方案的化学治疗药物全部纳入我国医保报销范围，更多的中国患者可以承受治疗费用。

5. 吉西他滨　吉西他滨 II 期临床试验的研究方案是每周 1250mg/m^2，连用 3 周，停 1 周。在接受治疗的 28 例患者中，5 例 PR，RR 达 17.8%，7 例 SD，16 例疾病进展，生存时间得到延长剂量限制性毒性是血小板下降。

6. 其他　诺拉曲塞属胸苷酸合成酶抑制药，后者在 DNA 复制和细胞生长中起关键作用。作为治疗肝癌的新药，该药已进入 III 期临床研究阶段。II 期临床研究中单药有效率为 8%，疾病控制率达 41%，MST 较 ADM 延长 34%。

亚砷酸注射液对中晚期肝癌的有效率为 10.7%，中位缓解时间为 5 个月，对部分肝区疼痛患者有显著的镇痛作用，主要毒性作用为骨髓抑制和肝功能改变。

（屈淑贤）

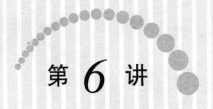

第 6 讲

肿瘤病人的日常管理

　　对于人们"谈癌色变"的现状，医师意见：无论是患者本人还是家属都要正确对待。首先不要怕，要认识到肿瘤是一种慢性疾病，然后要用积极的态度面对，按照规范的指导去做，同时注重饮食调理，适当锻炼，放松心情，定期复诊。俗话说"三分治，七分养"，制定一个日常休养计划，实践证明肿瘤病人可以长期带瘤存活。要相信科学，对医学的发展要有信心，也许明天难题就能够被攻克。肿瘤病人要有一个共同的目标：活的更长，活得更好。

第一节 肿瘤病人的饮食调养

 膳食因素在肿瘤发生中的作用

癌症的病因极其复杂，大量的研究资料表明：约有 35% 的癌症主要与经常吸烟、饮用过量的烈性酒有关，包括部分的肺癌、口腔癌、食管癌、喉癌以及部分膀胱癌；约有 45% 的癌症与营养因素有关，这是指膳食中摄入的热量、脂肪（饱和与不饱和的胆固醇、脂肪）过多，食物中某些营养成分不足（如维生素 A、食物纤维等）所造成的，属于这一类的癌症有胃癌、直肠癌、结肠癌、卵巢癌、子宫体癌和乳腺癌，有学者把这些原因引起的癌症称为"生活方式癌"。人们预料，通过使饮食合理化，可减少 1/3 的癌症；通过使人们减少吸烟、不喝烈性酒，可使癌症再减少 1/3。

对于肿瘤的发病原因，人类还没有完全认识，但是流行的观点是，肿瘤的发生既有自身的遗传原因，也有环境原因。遗传因素主要是影响机体对环境因素的敏感性。根据美国科学家研究表明，主要的环境因素及其在肿瘤发生中占的权重如下：①吸烟占 30%；②饮食因素平均占 35% 其变化幅度为 10% ～ 70%；③生育和性行为占 7%；④职业因素占 4%；⑤酒精滥用占 3%；⑥地理因素占 3%；⑦环境和水污染占 2%；⑧药物和医疗因素占 1%。

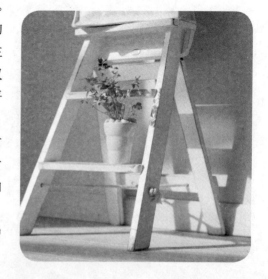

许多流行病学调查结果也提示，肿瘤的发生与饮食习惯有关。由此可见，

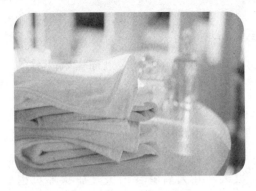

在人类肿瘤的发生中，饮食因素占有非常重要的作用。癌症的发生及发展主要为3个时期，启动期、促癌期及恶变进展期。前两个时期为肿瘤生长的良性阶段，处在这个时期的病变是可以逆转的，而膳食营养不当，对肿瘤影响主要是这两个时期，因此，良好的膳食即可避免向第三阶段的发展。良好的膳食营养不仅具有潜在的预防肿瘤作用，某些营养素还有抗氧化、抑制肿瘤细胞的增生、刺激人体产生干扰素等功能，因此，在一定程度上也起到了积极的治疗作用。

肿瘤病人为什么会发生营养上的问题

◎ 肿瘤本身的影响

1. 消化道肿瘤堵塞会影响食物的通过的路径，使病人感觉不适，不想吃东西。

2. 有些肿瘤会产生某种物质，影响脑部"食欲控制中枢"——味觉神经中枢，食欲降低。

3. 肿瘤会结合或滞留某些相关的矿物质，改变味觉，当食物不对味时，食欲降低。

4. "谈癌色变"，病人知道确诊罹患癌症后，精神上受到刺激，影响食欲。

◎ 治疗的影响

1. **手术治疗**　任何手术对身体均会产生不同的压力，可能暂时性地使食欲变差，如果是消化道手术，可能会产生几种干扰进食的症状。不同手术影响不一（表6-1）。

表 6-1　手术部位对进食的影响

手术部位	影响情况
口腔和颈部	影响咀嚼及吞咽
胃部	很快有饱胀感
小肠	影响吸收能力、腹泻

2. **化学治疗**　化学治疗是肿瘤治疗的一项重要措施，但许多化学治疗药物

本身会对进食有影响，可能产生影响食欲的一些症状，另外，某些化学治疗药物会导致呕吐，进而影响营养的摄取。消化道正常细胞的生长也会受化学治疗药物的影响，由于细胞复原也快，治疗中及治疗后所发生的厌食症状虽然十分令人困扰，但不会持续很久，几天后就会消失。症状轻重也会随所用的化学药物剂量而改变，症状通常是可控制的，所以要时常与医师联络，以保持最有效的治疗。

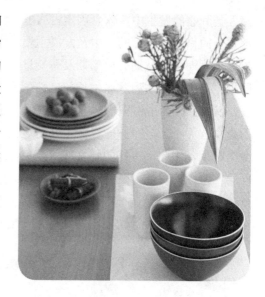

3. 放射治疗　放射治疗通常只影响接受治疗的局部，如果治疗的部位包括了消化道，可能因所接受的放射剂量不同，而有不同程度的症状发生（表6-2）。只要停止接受放射治疗，消化道细胞也有机会再生，则所有不舒服的现象都会消失。

表6-2　接受放射治疗部位与消化道症状

接受放射治疗部位	症状
口腔、颈部、胃、肝、胰、胆、十二指肠或下腹部骨腔、膀胱、子宫、直肠、小肠	唾液减少、口干、吞咽困难、味觉改变食欲缺乏、腹痛、腹部痉挛、便秘、腹泻、恶心、呕吐、胃灼热、腹泻

 为什么要重视肿瘤营养治疗

◎ 肿瘤营养治疗的目的

肿瘤病人，一日三餐可与正常人相似，但要适当增加营养，以改善病人的体质。《内经》曰："五谷为养，五果为助，五畜为益，五菜为充。"可见肿瘤病人的食谱要广，饮食摄取多样化，不可偏食，也不必过分忌食，以保证各种营养素的摄入；部分科学的饮食与营养对肿瘤病人的康复起着重要的作用。

1. 纠正或改善病人的营养状况，提高机体的免疫功能和抗病、抗癌能力，达到"扶正祛邪"的目的。

2. 通过调整病人的营养状况，改善生活质量，避免焦虑不安，便病人在精神和心理上充实愉快。

3.营养治疗是癌症病人总的治疗计划中不可缺少的一部分。营养治疗可提高病人对手术治疗的耐受性，减少术后感染，加速伤口愈合，也可提高病人耐受化学治疗和放射治疗的能力，减少治疗的毒性毒性反应。

◎ 营养治疗与抗肿瘤治疗有同等重要的地位

目前对于肿瘤的治疗主要是外科手术、化学治疗和放射治疗。研究发现，癌症病人增加营养会助长癌细胞的生长、扩散，增加转移的机会，这就使肿瘤的营养治疗处于一个两难的境地，但是经过反复权衡认为营养治疗还是肿瘤治疗的一个重要方面，是其他治疗的基础。在目前我国普遍重视其他治疗方法，轻视营养治疗的现实情况下，应该将肿瘤病人的营养治疗与抗肿瘤治疗放在同样重要的地位。

肿瘤细胞是一种迅速扩张、生长的细胞，需要大量的营养物质，肿瘤细胞必然与正常组织争夺营养，而且在这场争夺战中，正常细胞永远是失败者，所以，不进行营养治疗，受损的往往首先是正常细胞、组织、器官。癌症病人同正常人一样，如不增加营养就会造成营养不良，降低机体的免疫力，严重影响病人的康复。所以，癌症病人在治疗期间，配合高营养是有好处的。营养疗法使机体受益大于肿瘤受益。国外已将营养疗法作为整个抗癌计划的一个重要的组成部分。

适当的营养治疗既可改善病人的营养状况，使病人的免疫能力、抗癌能力增强，提高生活质量，又能提高肿瘤病人对手术治疗的耐受性，减少或避免手术后的感染，使术后伤口能够如期愈合，提高肿瘤病人对放射治疗或化学治疗的耐受能力，减轻其毒副反应。

我国人民比较重视中药和营养保健品的作用，其实还没有确切的证据证明营养物质直接对肿瘤细胞有杀伤作用，其主要作用就是有增强体格和免疫功能的作用，达到用体内的免疫系统抑制肿瘤生长的作用。在选用补品时，应该把握以下几点：①饮食应放在第一位，补品是次要的；②不宜"大补"，数种补品一齐使用，或每日大剂量使用，不但起不到好的作用，反而导致相反作用；③不要相信有哪一种补品有治疗肿瘤的作用，它们永远是辅助治疗手段。

肿瘤病人的营养支持

◎ 日常营养支持

肿瘤病人的营养需求包括两部分，即日常基本营养需要和因肿瘤生长、感染、贫血以及治疗所需增加的营养需要，所以各种营养素的供给量要高于推荐量，特别是动物蛋白质量。乳品类：包括各种形式的乳制品。该类食物是维生素 A、维生素 B 和维生素 D 以及钙的主要来源，也可提供一定量的蛋白质。蔬菜、水果类：主要提供维生素和矿物质，特别柑橘类是维生素 C 的主要来源，深黄绿色蔬菜则可提供胡萝卜素。肿瘤病人的营养需求包括两部分，即日常基本营养需要和因肿瘤生长、感染、贫血以及治疗所需增加的营养需要，所以，各种营养素的供给量要高于推荐量，特别是动物蛋白质量。乳品类：包括各种形式的乳制品。该类食物是维生素 A、维生素 B 和维生素 D 以及钙的主要来源，也可提供一定量的蛋白质。蔬菜、水果类：主要提供维生素和矿物质，特别柑橘类是维生素 C 的主要来源，深黄绿色蔬菜则可提供胡萝卜素。

肿瘤患者的饮食要营养均衡、丰富，要保证"双高"（即高热量、高蛋白）。例如，每天最好能喝 2 杯牛奶、吃 1 个鸡蛋和 150g 瘦肉，也可以用鱼或豆制品代替。多食新鲜蔬菜，蔬菜可帮助机体吸收蛋白质、糖类和脂肪。每天至少吃 1 ～ 3 个富含维生素 C 的水果。均衡饮食能刺激胃液的分泌，提高胃的消化能力，且对胰腺的分泌起到调节作用。

◎ 手术病人的营养支持

外科手术是治疗肿瘤的一种常用的方法，但是同时必须认识到，外科手术在治疗疾病的同时，也给机体带来了创伤。术前如果改善机体的营养状况，能增加机体的抵抗力和对手术的耐受力，减少术后并发症和感染，促进伤口愈合。术后有效的营养供给对机体早日康复有积极的作用。手术前营养补充可以提高免疫力也促进肿瘤生长。上海瑞金医院研究表明：胃癌病人术前营养支持，补充能量和氨基酸 1 周。NK 细胞活性增高，CD4、CD8 增高，肿瘤细胞异倍体增加、DNA含量增加、S 期百分比增加、增殖细胞百分比增加。

对于非胃肠手术的手术前患者饮食以低脂肪、高蛋白质、高维生素和矿物质为主。选择富含优质蛋白质的鱼肉、鸡肉、鸡蛋、牛奶、豆制品以及富含维生素和矿物质的新鲜水果蔬菜。胃肠道手术的患者术前 2 ～ 3d 起给予少渣半流质饮食。术前 1d 给予流质饮食，或者在术前 5d 开始给予要素膳。患者手术后，当病人可以进食后，饮食量可根据身体情况逐渐增多，由流质逐渐过渡到半流质、软食和普食。

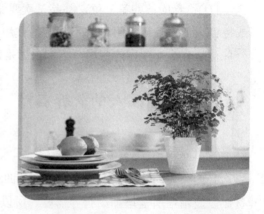

◎ 化学治疗肿瘤患者营养支持

化学治疗是肿瘤治疗的一个有效手段，但几乎所有的化学治疗药物都会引起患者不同程度的食欲缺乏、恶心、呕吐等，从而影响患者的营养状况。合理的饮食能预防和减少因治疗带来的体重减轻和营养不良。研究发现，某些抗氧化营养素可以减轻化学治疗引起的不良反应，所以，应该多补充抗氧化营养素，例如维生素 A、维生素 C、维生素 E、β 胡萝卜素、富含微量元素锌和硒的食物。

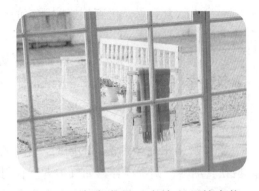

研究发现，补充营养素后 24h 各种营养素可以达到最大血液浓度，所以，补充营养素后 24h 是化学治疗的最适宜期。

化学治疗病人的膳食营养应针对化学治疗的不良反应进行。化学治疗的不良反应主要表现在全身反应、消化道反应、骨髓抑制等多方面。化学治疗病人的饮食宜清淡、富营养、易消化，可进食少渣半流质或少渣软饭食，忌油腻、难消化的食品。为防止或减轻骨髓抑制引起的白细胞、血小板等的下降，宜多食血和肉等，烹制上以煮、炖、蒸等方法为佳，可以选择含铁质较多的食品，如动物内脏、蛋黄、瘦肉等，以纠正肿瘤病人的缺铁性贫血。菌类中的香菇、蘑菇、猴头菇、木耳之类食品，已被发现其中富含多糖类，对提高人体的细胞免疫功能有很大功效。

◎ 放射治疗病人的膳食营养

病人在治疗期间往往出现口干、咽痛、恶心、厌食、鼻咽干燥、尿黄、尿少等症状，尤其是颌面部或咽部的恶性肿瘤，放射治疗反应较重，还可引起口腔、咽喉、食管等处的放射性炎症。因此，要根据临床症状的不同处理饮食上的有关问题。放射治疗反应严重，胃口不好、吞咽疼痛、口腔有溃疡者，宜选用半流饮食或管饲营养支持。为刺激食欲，可稍稍多放点食盐以缓和口中乏味的感觉，肉类可切细或炖烂，蔬菜或水果若无法咽下可以榨汁。忌狗肉、羊肉、葱、姜等热性食品和辛辣刺激食品。头颈部放射治疗的患者，以汤水较多、细软、清淡的食物为主。如果吞咽困难，可以吃一些冷食来缓解，多饮水。腹部放射治疗的患者，饮食宜细软，多选择容易消化的食物。多饮水，少量多餐。少吃牛奶、甜食和蜂蜜，以防肠道不适。放射治疗后宜选择高蛋白、高热量的饮食以补充因治疗而损耗的能量。多选择瘦肉、鸡肉、鱼肉、鸡蛋、豆腐等含优质蛋白丰富的食物。

◎ 不同阶段肿瘤病人的饮食调养

病人饮食宜忌，可直接影响肿瘤的治疗和康复。对肿瘤初期、中期和晚期有不同的食疗要求。

1. **肿瘤初期** 为防止邪气扩张，疾病发展，治当以功邪为主，采用活血化瘀、软坚散结、化痰、清热解毒等方法治疗。选用食物当以清淡为主，可以新鲜蔬菜，如胡萝卜、苋菜、油菜、菠菜、韭菜、芹菜、芦笋、菜花、南瓜、西红柿、红薯等为食。

2. **肿瘤中期** 在祛邪的同时，采用益气、养血、滋阴、助阳等法助之。此期应饮食清淡，偏于温补，如气虚者宜食用大枣、莲子；血虚者宜食用花生、核桃；阴虚者宜食猕猴桃、芦笋；阳虚者宜食用长刀豆子、生姜等。

3. **肿瘤晚期** 邪气大盛，正气极衰，正虚至极，汤药难入，强攻难效。饮食当以大剂滋补为主，可采用蚕蛹、猕猴桃、大枣、香菇、猴头菇、海带、带鱼、银耳、牛奶等。

 如何改善影响进食的症状

以往认为肿瘤病人体重减轻的情形无法避免，这种说法近年已经不被接受，因为科技进步的方法可帮助病人控制症状，改善进食状况。这些新的方法可能要病人暂时改变饮食习惯，即使刚开始不太适应，但为了要获得更好的营养，请病人与亲友一起实行下列饮食计划（表6-3）。

表6-3 如何改善影响进食的症状

症 状	原 因	饮食原则及改善方法
1. 体重减轻	1. 施行切除肿瘤或邻近组织的外科手术 2. 治疗引起的副作用，如恶心、呕吐、腹泻，使养分吸收不良	1. 以少量多餐的多变方式使用浓缩型的食物（即 高蛋白、高热量饮食） 2. 遵医嘱，补充适当的维生素及矿物质
2. 食欲缺乏	1. 肿瘤的生长 2. 化学药物的影响 3. 肿瘤破坏过程中毒素的作用 4. 放射线破坏味蕾 5. 心理因素	1. 少量多餐（提供高热量、高蛋白点心或饮食） 2. 试用各种温和的调味料，经常变化烹调方式和形状，注意色、香、味的调配以增食欲 3. 进餐时应保持愉快的心情及轻松的环境 4. 用餐前做适度的活动，或少量食用一些开胃饮料 5. 若感觉疲劳，应休息片刻，待体力恢复后再进食。尽量少由患者自己烹调油腻的食物，否则会影响食欲

（续　表）

症　状	原　因	饮食原则及改善方法
3. 恶心、呕吐	化学药物或放射线治疗所引起	1. 可饮用清淡、冰凉的饮食、食用酸味、咸味较强的食物可减轻症状。严重呕吐时，可由医师处方，服用镇吐药 2. 避免太甜或太油腻的食物 3. 在起床前后及运动前吃较干的食物 4. 避免同时摄食冷、热的食物，否则易刺激呕吐 5. 少量多餐，避免空腹 6. 饮料最好在饭前 30 ～ 60min 饮用，并以吸管吸吮为宜 7. 在接受放射治疗或化学治疗前 2h 内应避免进食，以防止呕吐 8. 应注意水分电解质平衡
4. 味觉改变	1. 化学药物或放射线治疗所引起 2. 肿瘤的生长	1. 肿瘤通常会降低味蕾对甜、酸的敏感度，增加对苦的敏感，糖或柠檬可加甜味及酸味，烹调时可采用，并避免食用苦味强的食物，如芥菜 2. 选用味道浓的食品，例如：香菇、洋葱 3. 为增加肉类的接受性，在烹调前可先用少许酒、果汁浸泡或混入其他食物中 4. 经常变换烹调方法，如凉拌色拉，以促进食欲
5. 口干	1. 放射治疗部位在口腔时，唾液腺被破坏 2. 治疗后期，引起黏膜发言，喉部有灼热感	1. 常漱口但不可用漱口药水，保持口腔湿润，防止口腔感染，也可保护牙齿 2. 咀嚼口香糖，以刺激唾液分泌 3. 每天至少摄取 2L 的水，可多利用高热量饮料 4. 茶与柠檬汁有助于减低口干 5. 避免调味太浓的食物，如太甜、太咸或辣的食物，含酒精的饮料也应避免 6. 室内应保持一定湿度 7. 食物应制成较滑润的形状，如果冻、肉泥冻，也可和肉汁、肉汤或饮料一起进食，有助于吞咽

（续　表）

症状	原因	饮食原则及改善方法
6. 舌麻	因服用某些药物引起	进食时应小心咀嚼
7. 口腔溃疡	1. 化学药物 2. 头、口腔因放射治疗引起 3. 病毒感染 4. 肿瘤引起	1. 避免食用酸味强或粗糙生硬的食物 2. 细嚼慢咽 3. 补充复合维生素 B 类 4. 利用吸管吸吮液体食物 5. 进食时食物和饮料以室温为宜
8. 吞咽困难	1. 治疗后期，引起黏膜发炎，使喉部有灼热感，食管狭窄造成吞咽困难 2. 如头、颈部接受外科手术，严重时影响到咀嚼吞咽	1. 正餐或点心尽量选择质软、细碎的食物，并以勾芡方式烹调，或与肉汁、肉汤等同时进食可帮助吞咽 2. 使用管饲营养品
9. 胃部灼热感	化学药物，放射治疗引起	1. 避免浓厚调味品、煎炸、油腻的食品 2. 采用少量多餐 3. 喝少量牛奶（约 1 杯），有助于症状改善 4. 由医师处方，服用液体抗酸药物
10. 腹痛腹部痉挛	放射治疗部位如果在肝、胃、胰、胆、十二指肠或下腹骨盆腔，如直肠、膀胱、子宫，引起肠道过度蠕动所致	1. 避免食用易产气、粗糙、多纤维的食物，如豆类、洋葱、马铃薯、牛奶、碳酸饮料等 2. 避免食用刺激性的食品和调味品 3. 少量多餐，食物温度不可太热或太冷
11. 腹泻	1. 肿瘤（如：胰腺肿瘤） 2. 药物或放射治疗伤害小肠 3. 营养不良	1. 采用纤维素少的食物，以减少大便的体积 2. 避免摄取过量的油脂、油炸食物和太甜的食物，如腹泻严重时，需考虑食用清淡饮食（如过滤的米汤、清肉汤、果汁及茶等） 3. 注意水分及电解质的补充，并多选择含钾量高的食物，如蔬菜汤、橘汁、番茄汁，必需时可使用元素饮食 4. 设法排除可能引起腹泻的心理因素 5. 避免食用牛奶及乳制品 6. 少量多餐
12. 腹胀	药物或化学治疗，使小肠受伤而引起腹胀	1. 避免食用易产气的食物，粗糙多纤维的食物，如豆类、洋葱、马铃薯、牛奶、碳酸饮料等 2. 正餐当中不要喝太多汤汁及饮料，最好在餐前 30～60min 饮用 3. 若有不适，可以轻微运动或散步来减轻腹胀感 4. 少吃甜食 5. 勿食口香糖，进食时勿讲话以免吸入过多的空气

（续　表）

症　状	原　因	饮食原则及改善方法
13. 便秘	1. 因放射治疗、化学药物或镇痛药物所引起 2. 情绪上的压力造成 3. 缺乏适度的运动 4. 手术后肠功能尚未恢复	1. 多选用含纤维素的蔬菜、水果、麸皮、全麦面包等 2. 多喝水或果汁 3. 放松紧张、忧郁的情绪，并做适度运动，养成良好的排便习惯
14. 贫血及维生素缺乏	1. 由于大量出血，造血功能的损害或造血元素如：铁质及蛋白质等）的缺乏所引起 2. 因使用抗肿瘤化学药物引起呕吐、腹泻、食欲缺乏，吸收不良所造成的维生素缺乏	针对其症状及因素，给予对症治疗和食物的补充

 饮食小贴士

◎ 富含维生素 A、维生素 C、维生素 E 及矿物质的食物

1. 富含维生素 A 的食物　胡萝卜、杏、芦笋、花菜、芥菜、香菜、莴苣、菠菜、青萝卜、甜菜叶、红辣椒、红薯、西红柿等。

2. 富含维生素 C 的食物　新鲜山楂、香芹、橘子、橙、柠檬、猕猴桃等。

3. 富含维生素 E 的食物　植物油、发芽的种子、麦胚等。

4. 富含钼的食物　卷心菜、花菜等。

5. 富含硒的食物　洋葱、大蒜、蘑菇等。

6. 富含碘的食物　海带、紫菜、海蜇等。

7. 富含铁的食物　绿色蔬菜、豆类、葡萄、猪肝、牛肉、枣、红糖等。

◎ 抗癌药食两用中药

抗癌药膳通常可分为补虚强壮类、软坚化痰类、化淤散结类、清热解毒类等，其中主要的是前两类药膳。可精选人参、黄芪、蜂王浆、当归、灵芝、枸杞子、肉苁蓉（沙漠人参）、紫河车（人的胎盘）、何首乌、百合、天冬、银耳、金石斛（枫斗）、冬虫夏草、芦笋、仙鹤草、银杏、薏苡仁、猕猴桃、山楂、魔芋、海带、鱼腥草、无花果、苦瓜、猴头菇、蒲公英等药食两用之品为主要原料，配伍核桃仁、龙眼、大枣、山药、莲子、燕窝、鱼肚、鱼翅、海参、牡蛎、黄鳝、泥鳅、乌鱼、乌龟、

甲鱼、鹌鹑、肉鸽、乌骨鸡、仔鸡、老鸭、猪肝、猪肾、猪肚、猪蹄、里脊肉、冰糖、蜂浆、藕粉、荸荠、甘蔗和各种调味品制成汤、羹、粥、凉拌菜、炒菜等各种药膳佳肴。有补虚强壮、软坚散结、清热解毒之功效。病人如选用得益，使用合理，则可能会有益健康。

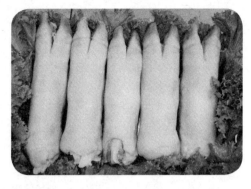

使用药膳时应注意：

1.要根据病人食欲和特殊要求，同时应根据病人症状，进行辨证施食。

2.注意饮食配伍禁忌，如柿子忌螃蟹；葱类忌蜂蜜；鳖鱼忌苋菜等。服用滋补品时一般不宜多食萝卜及莱菔子。

3.食物宜忌应与四时气候相适应。

4.饮食因人因病制宜。

注意：在食疗中，最好在医师指导下，合理辨证的选择病人既喜欢，食后又无不良反应的广泛的食谱。

 ## 几个常见小问题

1.饮食防癌应注意些什么？

要坚持少食多餐，少烫多温，少硬多软，少盐多淡、少糖多蜜、少酒多茶（忌浓茶）、少陈多鲜、少炸多炖、少熏多炒和忌烟酒，忌食霉变食物，忌偏食、忌狼吞虎咽，忌暴食、忌食不洁瓜果等原则。

2.具有防癌作用的食物主要有哪些？

研究发现，具有防癌作用的食物很多，主要有：

①粮食类：玉米、大豆、绿豆、红薯、薏苡仁等。

②蔬菜类：大白菜、白萝卜、胡萝卜、茄子、青椒、西红柿、洋葱、芦笋、竹笋、大蒜、生姜、大葱、韭菜、卷心菜、菜花、菠菜、香菜、芹菜、荠菜、苋菜、土豆、芋头、山药、刀豆、扁豆等。

③瓜果类：黄瓜、苦瓜、冬瓜、南瓜、西瓜、苹果、香蕉、刺梨、桃、核桃、山楂、大枣、杏子、猕猴桃、无花果、柑橘、沙棘、菠萝、草莓、莲子等。

④海水产类：海带、紫菜、海藻、海参、牡蛎、鲨鱼、泥鳅、乌龟等。

⑤干菇类：银耳、黑木耳、香菇、平菇、猴头菇等。

⑥其他：葵花子、茶叶、蜂蜜、牛奶、酸奶等。

3. 肿瘤患者增加营养会使肿瘤生长加快吗？

"肿瘤患者增加营养会使肿瘤细胞生长加快，甚至增加复发、转移的机会"，这种说法是不正确的，也是没有任何科学依据的。对肿瘤患者的营养支持这是疾病治疗和康复的需要，是实施各种治疗措施的保证。同正常人一样，肿瘤患者每天也需要消耗一定的营养，再加上肿瘤生长的消耗与手术、放射治疗、化学治疗等治疗措施造成的大量消耗，所以，肿瘤患者补给需要营养，而且需要的营养较正常人多得多。对肿瘤患者如果不重视营养支持和补充，就必然会导致营养不良，体质下降，对手术不能承受或造成术后并发症增加，使患者不能完成对肿瘤进行的治疗，而影响治疗效果，使临床治愈率下降，病死率增加。相反，若注意对肿瘤患者的营养支持和补充，则可在改善患者的机体营养状况的同时，不仅不会促进肿瘤组织的生长，反而可以抑制恶性肿瘤，增强机体的免疫功能，并可以有效配合和承受各种治疗措施，保证治疗效果，提高肿瘤患者的生命质量并延长生存期。目前，国际上的恶性肿瘤的治疗中，营养支持已成为手术、化学治疗、放射治疗的重要辅助治疗手段，所以，患者不必有太多的顾虑。

4. 肿瘤患者能不能饮茶？

茶是人们日常生活中的必须之品，饮茶不仅是一种享受，而且适当饮茶对人体的健康也非常有益。中医学认为，茶具有清头目、除烦渴、化痰、消食、利尿、解毒之功效。而现代医学研究证明，饮茶有兴奋高级神经中枢，使精神兴奋，思想活跃，消除疲劳的作用；饮茶可利尿消肿；饮茶还能对抗吸烟的危害。而对肿瘤患者来讲，茶叶中含有抑癌物质，特别是绿茶，具抗癌和提高机体免疫力的作用。所以，肿瘤患者适当饮茶对身体肯定是有利的。饮茶宜清淡为好，不要饮浓茶。同时也要注意，茶叶中含有鞣酸，可防碍维生素、营养和药物的吸收，特别是服用中药时，最好不要饮茶；对于气血亏损的患者，也不宜多饮浓茶。另外，对睡眠不好、失眠的患者也不宜多饮茶，特别是不要晚上饮茶。

5. 肿瘤患者要不要"忌口"？ "发物"是怎么回事？

"忌口"和"发物"在中医理论中要求是比较严格的，也是有它的一定道理的。中医讲的是辨证施治，病辨"阴阳表里，寒热虚实"，治疗原则是"寒者热之，热者寒之，虚则补之，实则泻之"。所以，一切不对证、不符合病情需要的药物和食物均属于禁忌。"发物"是指能够诱发或加重过敏性疾病的物

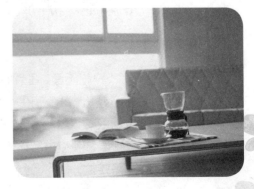

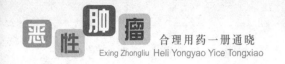
质，它主要是针对哮喘、荨麻疹等一些过敏性疾病而言，所说的"发物"大多是指海产品，如鱼、虾、蟹等。

综上所述，对于"忌口"不可不讲，但讲一定要有道理。如肿瘤患者兼有发热、骨蒸潮热、手足心热，以及口燥咽干、虚烦不寐、盗汗舌红少苔，脉细数等虚热之证，则宜多食西瓜、水果及清凉、消渴、除烦食品，忌食辛辣，油腻之物；如久病虚弱，尤其是化学治疗患者，由于脾胃阳气受困，饮食乏味，呕吐泄泻、胃不受纳，脾无力腐谷，则无精可部之阴虚证，则应忌辛热、香燥伤阴之食品。而有些地方流传说"肿瘤患者不能吃鸡，鸡是发物"，这种说法是毫无科学依据的。目前的研究还没有发现因为吃鸡而导致肿瘤复发的病例，也没有找到因为吃鸡影响治疗效果或致病情加重的依据。中医学认为：鸡肉微温、甘平，具有温中、益气、补精、添髓之功，是治虚劳羸瘦、中虚、胃呆食少、泄泻、病后虚弱之佳品，而西医学认为鸡是一种富有营养的食物，也符合肿瘤患者的饮食营养需求。

6．蛋白粉好吗？

有许多标榜高营养的蛋白粉，在住院病患的床边几乎从不缺席，而它们真的符合病人的需要吗？许多人患内科慢性疾病或是有潜在性的慢性疾病问题，若是在手术后只因为要补充营养，不论其身体状况，一味都给予高蛋白粉，反而可能会增加身体负担，不利于手术后的复原。因为蛋白质在体内利用的同时需要充足热量的支援，若是在热量不足的情况下，会使蛋白质被燃烧产生热量，不但没有达到补充蛋白质的目的，反而因为要排除蛋白质所产生的废物而使肝肾的负担增加，不利于慢性疾病的控制与治疗。

（孙庆庆）

第二节　肿瘤病人的体育锻炼

俗话说，流水不腐，户枢不蠹，适当的运动是强身健体、延年益寿的有效方法。伏尔泰说"生命在于运动"，揭示了生命的一条规律——动则不衰。巴甫洛夫长寿的秘诀，一是靠劳动锻炼，二是靠遵守生活制度，三是节制烟酒。可见，运动对人健康长寿是多么重要。肿瘤患者能不能进行体育锻炼呢？

答案是肯定的，需要。

体育锻炼对于肿瘤患者是很重要的

提到体育锻炼，人们总能想到诸如平衡精神状态、改善机体新陈代谢、增强神经系统功能稳定性、提高免疫力等好处，其实对于肿瘤病人来说，体育锻炼更是促进康复的法宝。

首先，要增强参加体育锻炼的信心和勇气。许多肿瘤患者认为，反正自己患了"不治之症"，参加锻炼还有什么用呢？这种认识是极其错误的，癌症病人不仅应当参加体育锻炼，而且有些锻炼项目对肿瘤病人是很有意义的，比如参加慢跑，有学者分析，慢跑后每天获得氧的供给比平时多8倍，慢跑还可以使人流汗，汗水可以把人体内的铅、锶、铍等致癌物质排出体外，并能提高人体制造白细胞的能力，因此，慢跑可以预防癌症。

肿瘤病人经过临床综合治疗以后，需要增加营养，参加适当的体育活动，尽快增强体质，提高免疫力，对疾病的康复大有益处。通过体育锻炼，不仅能改善心肺功能和消化功能，还能改善神经系统功能，提高机体对外界刺激的适应能力，解除病人大脑皮质的紧张和焦虑，有助于休息和睡眠。而适量运动，也可避免其长期卧床造成肌肉萎缩、关节僵直或组织器官功能退化。

在参加体育锻炼之前，应请医师较全面地检查一次身体，做到充分了解自己，然后根据自己的情况，选择自己喜欢的适合自己状况的运动项目。锻炼身体时必须掌握好运动量，既要使身体各部分都得到最充分的活动，又不能使身体出现缺氧。在参加体育锻炼的过程中，要善于自我观察，防止出现不良反应，并定期复查身体，以便调整锻炼方法。

肿瘤患者运动时的注意事项

对于肿瘤手术病人来说，如恢复良好，无禁忌证，散步、气功、太极拳，或是做操，慢跑等都是非常不错的选择。而放、化学治疗之后的患者，锻炼也没有太多的限制，如身体情况允许，应尽早开始锻炼，强度可逐步加大。一般来说，锻炼到自我感觉舒服时就可以结束，不可因感觉良好而贪多，导致精神疲倦。如果出现体温过高、病情复发或某些部

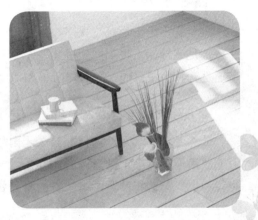

位有出血倾向时，白细胞低于正常值等情况时，最好停止锻炼，以免发生意外。

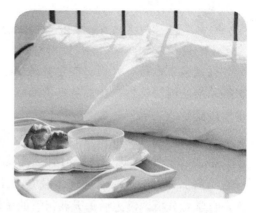

事实上，不同类型的肿瘤患者选择的锻炼方式也不同。呼吸系统肿瘤如肺癌病人，可以通过吹气球或做腹式呼吸，来恢复或增强肺功能。运动系统肿瘤，如骨癌等病人，往往因病情做过截肢手术，术后锻炼应以恢复运动功能为目的。可多练习单手料理生活等以健侧肢体来补偿患侧功能。而消化系统肿瘤，如胃癌、肠癌、肝癌等患者的锻炼则应以适应新的生活习惯为目的，可以通过适量运动改善消化功能。乳腺癌病人在术后更应早期进行肢体功能锻炼，尽快恢复患侧肢的关节、肌肉功能，解除术后患肢的关节活动受限、肌肉萎缩、瘢痕挛缩、水肿等引起的功能障碍。可逐渐由手指和手腕屈伸、握拳运动过渡为坐位肘关节屈伸、患侧上肢伸直、抬高、内收、屈曲等。

培养坚持体育锻炼的习惯，要有打"持久战"的准备，要根据自己的实际情况，制订一个长远计划，循序渐进。千万不要试图起几个早，练几个晚，就会出现奇迹。中国有一句老话，叫作"欲速则不达"，所以，不要操之过急。这也是一个意志问题，锻炼需要意志保证，同时又是一个意志锻炼的过程。要克服"三天打鱼，两天晒网"的毛病，防止半途而废，弃尽前功。对癌症病人来说，康复期是一个相当长的时期，参加锻炼要做到循序渐进，从小的运动强度开始，逐渐达至中等程度即可。注意合理安排锻炼间隔时间，做到劳逸结合、动静相宜。每周锻炼 3～4 次，或以 1 次为佳。总之，要量力而行。

运动时节选择

时令变化是一个自然规律，年过一年，年年如此。春生、夏长、秋收、冬藏，庄稼都是这样，人也如此。肿瘤不是传染病，发作没有季节性，但肿瘤病人和季节还是有一定关系的。肿瘤患者该如何度过一年四季中的每一天呢？

◎ 肿瘤护理要冬藏，最好少出门

虽然冬季天气寒冷，但如果久无雨雪，加上空气干燥，各种病毒、细菌等就可能散播于空气中，肿瘤患者尤其是化学治疗后的病人免疫力较低，十分容易罹患各种疾病，这将严重影响患者的身体状况，因此，此时应注意保暖，及时开窗通风，尽量避免去人群聚集的地方，进食富含维生素的食物也有一定的作用，必要时可以应用一些能够提高身体抵抗力的药物等。少出门、少到人多繁杂的公共场所处。

◎ 肿瘤护理要常晒太阳、多睡觉

肿瘤患者要保持良好的精神状态，这样可以提高人体的免疫功能和抗病能力，使体内各组织细胞的功能正常。尽管秋冬季节的天气较冷，患者仍应该多出去晒晒太阳，多与朋友、家人在一起交流，对疾病保持乐观的态度，子女更要多关心患有肿瘤疾病的父母，让他们更好地度过冬天。

肿瘤患者该如何进行体育锻炼

◎ 体育锻炼应分两个阶段进行

第一阶段，适应阶段：按自己的兴趣选择项目，严格掌握负荷量，并把心理锻炼列为重要内容，同时辅以身体锻炼。

第二阶段，巩固阶段：在前面锻炼的基础上可以慢慢固定一项或两项锻炼内容，这取决于患者的兴趣和体质情况。

肿瘤患者如卧床休息时间过长，不注意锻炼，就会出现肌肉萎缩，关节强直，器官组织功能退化，因此必须进行适当有规律的体育锻炼。

◎ 康复体育锻炼有主动和被动两方面

主动锻炼，指自己能做的各种形式的运动，以提高肌肉张力，改善持久和忍耐力。

被动锻炼，指借助于他人的操作，如按摩而使患者被动接受运动，改善局部血液循环，放松身心，从而帮助机体功能的康复。

◎ 肿瘤患者的体育锻炼需要有个过程

康复体育锻炼可由简到繁，由轻微运动逐渐加大运动量，根据自己的承受能力，逐步坚持运动，使自己能适应日常生活需要。

当病人病情缓解或体力恢复到一定程度时，进行比较激烈的活动不是绝对不行。有的病人乳腺癌术后不久，肺转移肺叶切除术后恢复很好，照样可以游泳。国外也有的人主张癌症病人做爬山运动，至于打乒乓球、网球、棒球等只要体力可以，也是允许的。

适当的锻炼对增进食欲、恢复体力及睡眠均有裨益。当然，也要因病而异，要根据身体全面情况，选择自己的活动项目。如肺部手术或放射治疗后，肺功能较差的情况下，再去爬山、游泳，就会引起不适。

有研究表明，适当的锻炼及户外运动尤其能够帮助癌症患者在身体功能及心理健康方面起到举足轻重的良性作用。康复训练一定根据自己的身体状况量力而行，提倡进行轻松快乐的游戏活动和小运动量的柔和运动，如：散步、唱歌、踢毽子、讲笑话以及其他各种运动量小的活动，掌握最佳运动负荷量，坚持有氧锻炼。运动负荷量是由运动强度和锻炼时间构成的，负荷量太大太小都不能得到满意的锻炼效果。锻炼身体的时候必须掌握好运动量，即应该使身体各部分都能得到最充分的活动，但与此同时又不能使身体出现缺氧的情况。每个人都有自己特定的锻炼运动量。掌握这个运动量很重要，如何适当地掌握自己的运动负荷量，要根据以下几点。

（1）摸脉搏：首先脉搏与心跳次数是一致的。锻炼时，如果自己的心跳次数没有超出 95 ～ 120/min，一般说来负荷量是合适的。＜ 95 次说明运动量不足，＞ 120 次说明运动量已过大，当然要本着循序渐进的原则。

（2）呼吸：加深加长，呼吸节奏虽然增快，但没有节奏混乱，没有上气不接下气的感觉，这样的负荷量也是合适的。

（3）凭感觉：运动后身体会感到稍有疲劳，但精神感到振奋。锻炼到自我感觉舒服时就结束，不可因感觉良好而贪多，使身体过劳而导致精神疲倦。

几个常见小问题

1. 肿瘤病人能否外出旅游？

旅游可以使人开阔眼界，调节精神生活，增加人际交往。旅游归来之后，往往都有一种"不虚此行"的感觉，心胸更加开朗，对工作、对生活更加充满热情。肿瘤病人在大病初愈之后，不少人也想利用休息的机会出去看看祖国的壮丽河山和名胜古迹，这种想法是值得鼓励的。但病人及家属应当把握住下列原则：

（1）病灶确实已经被清除或稳定，

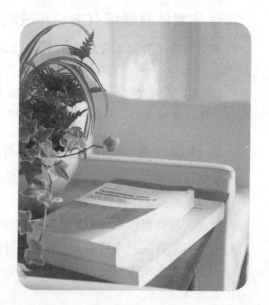

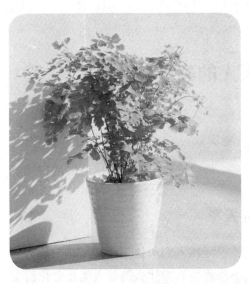

抗肿瘤治疗已经告一段落，各种治疗的副作用已经消失。如果身体仍感到不适，不宜勉强出行。

（2）肿瘤康复过程中仍需服用的药物，旅行中不应中断。肿瘤病人对营养要求较高，身体的耐力也不如常人，故在安排旅游路线时要充分考虑到食宿便利。旅行日程也不要安排太紧，以免过分疲劳而损害身体健康。

（3）旅行过程中应当精神愉快，全身心地热爱大自然，坚信自己能最终战胜疾病，能重新回到工作岗位。有些肿瘤病人身在旅游，心系病情，旅游中容易触景伤神，慨叹人生短暂，精神上愈发感到压抑。这对康复是不利的，也与旅游的良好动机适得其反。

2．肿瘤病人什么时候恢复工作为好？

对许多病人来说，癌症不再是无法治愈的疾病，他们治疗后何时恢复工作已经成为一个很现实的问题。

以往认为，无论手术、放射治疗还是化学治疗，对病人的身体都有不同程度的损伤。正在接受这些疗法的病人，应当在家休息调养。到各种根治性治疗结束2～3年后，健康状况良好，全面复查并无肿瘤复发的征象，可以先开始半日制工作。待一段时间的适应，一般再过2～3年，即能恢复全日制工作。

然而，我们再临床实践中体会到，以上规定过分机械。因为肿瘤病人在手术或放射治疗之后，往往还要配合各种辅助治疗，这种辅助治疗少则6个月，长则4～5年。在如此长的时间里，如病人一般情况尚好，却要终日在家静养无所事事，会给病人以自己毫无价值的心理重负，这本身就很不利于康复。所以，我们认为，病人在初步的治疗之后，即可以从事轻微的家务劳动和工作，这样会使病人感到自己仍能对社会、家庭有所贡献，通过与社会的广泛交往也有利于排解孤独感等心理压力。病人会感到自己又获得了新生，对生活更加充满信心，精神上的压抑可能因此被一扫而空，这对病人的全面康复具有重要意义。单位领导和同事对他们应给予充分的理解，妥善地为其安排力所能及的工作。由于肿瘤不是传染性疾病，和已康复肿瘤病人在一起工作的同志们，思想上不必存有疑虑。

但在恢复工作的过程中，病人要注意量力而行，保证身心不致过分疲劳。

（孙庆庆）

第三节　肿瘤病人的家庭护理

　　肿瘤病人面临的许多问题，如对疼痛、死亡的恐惧，社会及家庭角色的丧失，医药费用导致经济拮据以及脱离社会生活等，都会给患者心理造成巨大的影响。

心理社会因素与癌症的关系

　　理化因素和生物因素与肿瘤发生的关系已经被人们所认识和接受，但是为什么在同样的致病因素下有人患癌，有的人不患癌症？为什么随着人类社会化程度的提高，肿瘤的发病率逐年上升？而且临床医学也难于全面地解释，病情相同的癌症患者在接受相同的治疗措施后，为什么会出现不相同的预后？近20年来国内外大量研究表明，社会心理因素与癌症发生息息相关。

◎ 社会性致癌因素

　　1. **生活事件方面的因素**　　负性生活事件可能引起心理应激致癌，如恋爱挫折，婚姻不满，亲人远离，子女离家出走或品质恶劣，离婚，丧偶，性生活不满，经济困难，赌博，失业，破产或被抢劫，亲人患病或死亡，生活节奏不适应等。这些情感会引起极度的悲痛与哀伤，若这些不良情绪不能及时排解，长期积压于内心，导致机体免疫功能下降，恶变细胞不受抑制地增生，就会发展为癌症。临床上有一种夫妻癌，即其中一方患癌去世后，另一方压抑、哀伤过度，继而患上癌症。

　　2. **生活方式与行为因素**　　现代人生活节奏快，工作压力大，精神紧张，大量吸烟、酗酒，不良饮食习惯，缺少运动，生活无规律等不健康的生活方式是乳腺癌、消化道肿瘤、呼吸道肿瘤的诱发因素，性生活紊乱是性器官肿瘤的诱发因素。

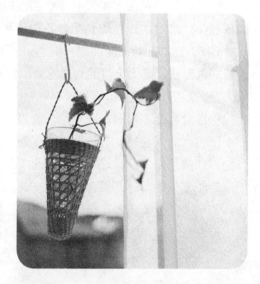

3.学习方面原因　入学，毕业分配，学习困难，转学，学习要求与智力不相称，环境不佳，同学关系或师生关系紧张等。

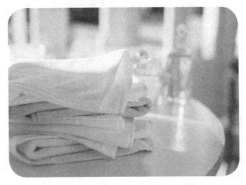

4.工作方面因素　工作量过多、过重，过少或过于单调、缺乏刺激，井下、高温、高消耗的工作，异地工作，角色冲突，工作条件无法控制，缺乏领导或社会的支持，调动专业，工作不能胜任，差错事故，处分，离退休等。

5.社会环境因素　主要指社会经济状况、预防保健、社会支持等。医疗经费短缺、预防保健措施不完善与许多癌症的发生、发展关系密切，这仍是发展中国家亟待解决的问题。如社会风气不良及文化领域的混乱，犯罪率的增高，大规模动乱或战争，都市化生活节奏加快，交通事故增多，晋级，增薪，被诬陷，受侮辱和歧视等都是诱发因素。社会支持指个体与社会各方面，包括亲友、同时、伙伴等社会人以及家庭、单位等社团组织所产生的精神和物质上的联系程度，而社会支持缺乏的乳腺癌患者自然杀伤细胞活性低，有更高的癌症发病率及病死率。而社会支持广泛者心理应激轻，心理更健康，其癌症发病率低，患癌后预后也更好。

6.人际关系因素　家庭中夫妻、婆媳、兄弟姐妹之间关系紧张，上下级、同事、同学、邻里关系不协调，不融洽，各种竞争，孤独，司法纠纷等。

◎ 心理性致癌因素

1.癌症性格　现代的研究证明了个性特征与癌症的关系，一项来自对2550名健康人进行为期10年的前瞻性人格研究，发现情绪不稳易抑郁而又不善于表达转而退缩者易得癌症，称之为典型癌前期性格。其内容包括惯于自我克制，压抑情绪，性格内向，缺乏自信心，经不住打击，内心矛盾，有不安全感，怕被抛弃，怕无所依靠，长期精神紧张，机体长期超负荷运转，情绪低落，甚至悲观失望。有调查表明爱生闷气在癌症发生中起了很大作用。

2.癌症易感行为特征　主要表现为社会化过度、缺乏自我意志、总是以满足别人的社会需要为准则，他们并不会体验到愤怒、焦虑、悲观等负性情绪，但由于担心表达出来会影响人际关系而把它埋藏在心里，甚至否认它的存在，这种对愤怒的压抑、不外泄，有可能通过躯体化的形式，如肿瘤发生，表达出来。

3.应对方式　面对癌症，不同个性特征的人可有截然不同的反应，有的人沉着冷静，而有的人则很慌乱，有的人乐观刚强，而有的人则悲观失望。反应不同，对机体的影响也完全不同，临床上，同样是经过有效治疗后的缓解患者，情绪乐观者不易复发，生存期长，情绪悲观者复发率高，生存期短。

4. 不良心理反应

（1）焦虑：通常是最早出现，也是最普遍的一种心理反应，是一种预期会出现不良后果的复杂情绪状态，包含着恐惧和担心。

（2）情绪低落，失望，抑郁：当一个人使用了各种方法都没能消除应激源，情绪会趋向低落，会感到失望，感到自己处于绝境，感到不能控制自己的生活，进而产生抑郁，严重的时候可能导致自杀。

（3）愤怒，激动：由于应付失败，可以引起情绪爆发，甚至可能导致攻击行为。攻击的对象可以是人或物，也可以是自身。

（4）失助：这是一种无能为力、无所适从、听之任之、被动挨打的情绪和行为。

（5）认识功能减退：在应激状态下，心理内稳态的破坏可导致认识功能障碍，如注意力、记忆力、判断力、决策力以及理解力的下降。

◎ 社会心理因素致癌不容忽视

癌症的发生是由多因素造成的，在致癌因素作用下，使正常细胞的相关基因出现异常，转化成癌细胞。在正常情况下，人体的免疫监视功能可以及时识别癌细胞，并进行杀灭或加以抑制。因此，虽然致癌因素可以诱发细胞癌变，人体却并不一定患癌，只有当免疫功能受损害时，才能形成癌症。各种不良的社会因素使人体神经、内分泌以及免疫功能失调，是癌症发生的重要原因，这种情况不容忽视。

现代医学认为，人的心理活动会影响人的生理功能，反之亦然。人与环境也是统一的，社会环境与自然环境均会通过人的心理活动影响生理活动；社会心理因素在癌症的发生、发展过程中起着重要作用，与癌症的发生、发展息息相关。因此，要想避免癌症的发生，首先要养成一个良好的生活习惯，保持乐观向上的态度，遇事不慌，冷静沉着应对，这样才能使机体的免疫监视系统更好的发挥其作用，达到有效地抑制和降低癌症的发生。

谈瘤色变

◎ 肿瘤病人的心理特征分析

1. **怀疑否认期** 患者突然得知确诊为癌症，企图以否认的心理方式来达到心理平衡，怀疑医师的诊断错误或检查上的错误。恐惧是恶性肿瘤普遍存在的心理反应。文献报道：恶性肿瘤常见的恐惧，包括对疾病未知的恐惧、对孤独的恐惧、对疼痛的恐惧、对与亲人分离的恐惧，这些心理因素常常使患者产生消极的情绪，多数患者得知患癌症时，会有一个震惊时期，此期患者会极力否认癌的诊断，如：怀疑诊断报告有误等，此时对待患者不必过早地勉强其放弃他的否认

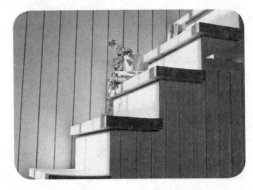

去面对现实，对于失去理智的患者，要多给予理解和照顾，并注意保护患者，当患者逐渐接受这个现实时，他会陷入极度的痛苦、绝望之中，这时更需要医师及亲属的体贴和关怀，与患者进行思想交流，列举治愈肿瘤患者的病例，也可以让治愈好转的患者谈亲身的经历，以现身说法开导病 人，使患者树立与疾病作斗争的信心 。这是治疗成败的关键！

2.**愤怒发泄期** 否认之后，病人常会出现强烈的愤怒和悲痛，一旦证实癌症的诊断，病人会立即感到对世间的一切都是无限的愤怒和不平，有被生活遗弃、被亲人抛弃的感觉。并把这种愤怒向周围的人发泄。如常借故各种理由表现出愤怒和嫉妒，常常与亲人、医护人员发生吵闹，事事感到不如意，不顺眼，还会认为所有人都对不起他，委屈他。同时又怕周围人遗弃他。表现这些心理行为的如：大声喧哗，百般报怒，愤愤不平，这种情绪持续不定，会消耗病人战胜疾病与正常生活的精力。此时对患者要采取忍让宽容的态度，与患者进行语言和肢体语言的交流，要在精神上给予支持，要耐心、细心，要有爱心，使其能正确地对待疾病，提高家属参与的认识性，做好家属的动员工作，是扭转患者悲观心理的关键步骤。

3.**悲伤抑郁期** 当病人在治疗或休养过程中，想到自己还未完成的工作和事业，想到亲人及子女的生活、前途和家中的一切而自己又不能顾及时，便会从内心深处产生难以言语的痛楚和悲伤。再加上疼痛的折磨，用药难受，则进一步转化为绝望，从而产生轻生的念头，一旦产生了这种心理之后，就可能采取各种手段过早结束自己的生命。这个时期至关重要，家属要配合医师对其进行思想上的疏导，必要时请心理医师。

4.**情感升华期** 也有许多癌症患者虽有多种心理矛盾，但最终能认识到现实是无法改变的，惧怕死亡是无用的，而能以平静的心情面对现实，生活得更充实更有价值，在短暂有限的时间里，实现自己的愿望和理想，这就是升华，升华为积极的心理防范反应，病人把消极的心理转为积极的效应，以使心理通过代偿来达到平衡。病人在积极的心理状态下，不但心理平衡，而且身体状态也会随心理

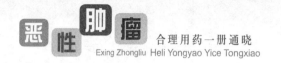
状态的改变朝好的方面发展。

◎ 肿瘤患者的心理护理

心理护理对每一个肿瘤患者都很重要，因为只有保持一个好的心情，有一个良好的心理素质，对治疗才会有很好的帮助，也才有可能治愈肿瘤。那么，肿瘤病人的心理护理要做到哪几方面呢？

1. 消除病人恐惧心理　谈瘤色变，肿瘤病人多有不同程度的恐惧心理，顾虑重重，常失去治疗信心而悲观失望，甚至想自杀。这些不良情绪对机体免疫功能有抑制作用，使病情恶化。心理护理对振奋精神，保持机体正常功能有积极意义。因此，与病人建立良好的关系，尽力消除不良刺激，满足病人情感上的需要。

2. 稳定病人焦虑情绪　根据病人的具体情况，如文化素养、性格特点及精神承受力等，采取适当方式让病人知道自己的诊断，癌症对病人是一个重大打击，但通过细致的行为诱导，能使病人情绪渐趋稳定，面对现实，配合治疗。

3. 解除病人思想负担　对复发和转移者，不应让病人知道确切的病情发展。善于引导，给予精神上的支持。

4. 关心病人精神生活　为肿瘤患者提供一个舒适的生活环境，要防止沉闷气氛，活跃休养生活，可让患者参加文娱活动，学习肿瘤知识，请治愈病人现身说法，参加做力所能及的工作，分散其注意力。

5. 指导病人适当活动　让病人尽可能起床活动，生活自理或部分自理，防止过早卧床不起，指导患者重新安排工作。

6. 减轻病人身心痛苦　必须清除"不治之症"的影响，更不允许用刺激性语言，以免给病人造成不良影响，精细的护理可减轻病人的痛苦。

 ## 灵性照顾

对于病人而言，一旦他惊觉到："人为什么生来要受苦？最后要死去？""为什么我这么年经就要死了？""为什么'好人不长命而坏人活千年'？""上帝（老天爷）在哪里？""我活着有什么用？""镇痛药不是好东西，要尽量不吃，疼痛最好忍着！""吗啡是毒品，只有坏人才会用吗啡！""得了癌症如果治

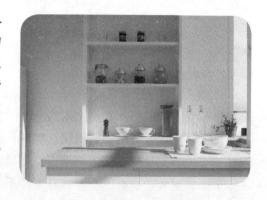

不好，疼痛是没有办法控制的，只会痛苦而死！"等，都属于是灵性困扰，而不仅是心理上的忿怒、焦虑、忧郁、担心而已。正是由于患者存在各种灵性困扰，所以，当癌痛折磨痛苦不堪的患者提问："能不能给我打一针，让我可以早点结束痛苦！"对此，医师能给什么答案？

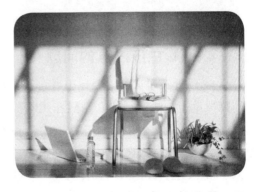

于是提出了灵性照顾这个概念，它是晚期癌症患者身上发现它临终前的"灵性需求"，并尽力协助他得到满足后所获得的"灵性平安"。即当患者自己所认定的有意义的事物得以彰显或实现，则能够达到生死而两无憾的效果。

◎ 如何进行灵性照顾

1. **生命回顾** 协助患者以一种崭新的观点去回顾其生命中以往的种种伤痛或快乐的过程，在寻找其中诸多经历的意义的同时，患者能体会到它并未白活一遭，以新的视角对所受困难做另一种诠释，来体验生命的意义。

2. **转换生命价值** 协助患者对生命价值进行例行思考，重新探索自己面对世界的态度，形成新的生命价值观。如果把握新的生命价值，探寻生命、死亡的意义，就会知道当下该如何"活出意义"，就有可能在短暂而有限的时间内活出以往的人生中从来没有过的新的体验，让自己的生命重新燃起希望，充满生机。

3. **处理未完成的事物，完成心愿** 协助患者妥善处理各种日常事物，达成最后心愿。可能包括:希望减除痛苦，希望回家，希望有创造力、美感、智能机娱乐，希望被看待成有感觉、有思想、有价值、有尊严的人，对亲人的希望，对死亡情境的希望，对身后事安排的希望，希望不急救，器官或遗体捐献等利他的希望。

4. **陪伴，共同面对** "在"比"做"重要，即全神贯注地"陪"与"听"，但不一定提供任何答案。照顾者全程陪同患者走过悲伤的所有阶段，共同面对死亡的事实，谈论希望与害怕的事物等。让患者知道有人愿意与他为伴，为他分担。

5. **与他人建立并维持和谐的关系** 协助患者与亲人、朋友乃至整个社会化解过往的恩怨和愤怒，表达爱及接受被爱，建立和谐的关系，勇敢说出"谢谢你""对不起""我原谅你""没关系""再见"。

6. **从宗教信仰获得力量** 绝对尊重患者的宗教信仰，正确支持患者加深其宗教信仰，尽可能维持原有的宗教礼仪，如祷告等日常宗教活动，鼓励宗教团体、牧灵人员的探访和支持，令患者体验到上苍是慈爱的，自己没有被惩罚和抛弃，

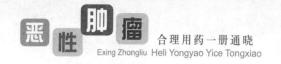

体验到上苍的存在和力量。

◎ 照顾中应注意的问题

1. 倾听及同理心　要让患者自己有发泄悲伤或愤怒情绪的机会和条件，例如用痛哭的方式去宣泄等。当然在照顾肿瘤患者的过程中，是会遇到许多没有答案的问题，那就需要用心体味他们的内心世界，认真聆听他们的讲述和需求，切勿用大道理去压病人，强迫病人顺服。

2. 促进家属和团队成员的参与　建议患者及家属尽量多地在一起促膝谈心，或一同翻看相册，用亲情和天伦之乐去唤起他们对往日幸福时光的回忆，一同完成一项手工艺品或其他作品，并为他们的活动做录音、录像、拍照"全家福"留作纪念，通过日记或书信等方式记录和交流他们的感受及感言。

3. 善用不同媒介　适当用音乐治疗、美术治疗等艺术治疗的方法，让他们陶醉在音乐的优美和沉浸在艺术的海洋中，再次感受到世界的美好和他人的关怀与爱心，也可以遵照患者信仰，虔诚地为他们祷告，赐福病人的余生平安等。

4. 敏锐察觉患者的恐惧和焦虑　患者可能会特别担心年幼的子女、家人的日后生活、家庭和社会角色的丧失，以及失去自主与尊严等。对年轻的患者来说，他们最大的恐惧和焦虑之一是外形的损毁和形象的丧失。

5. 切忌强加于人和空洞说教　切忌把个人的认识、态度或信仰强加于患者。

6. 接受不可能　有很多无解的问题，我们不可强求每一个问题都要找出答案。也并非每位患者都愿意有人涉足其内心世界，这时候我们就尽力做到接纳、倾听、尊重与耐心。

 ## 局部按摩缓解癌痛也是癌症护理

肿瘤患者手术后，身体表面通常会留有很长的手术瘢痕。冬季天气的冷热变化也会使瘢痕随之收缩和松弛，引发疼痛、瘙痒等异常感觉。此时可进行瘢痕局部的按摩，促进瘢痕的血液循环，减轻症状。

 ## 家属护理

◎ 家属在肿瘤治疗与康复中可以起到哪些作用

一般情况下医师总是把癌症的诊断首先通知病人家属，如果家属在得到这个坏消息后表现出来的只是恐惧和惊慌失措，则可能给病人以极坏的暗示。因此，在病人尚无相应的思想准备时,特别需要家属以从容理智的态度处理问题。当病人得知自己患肿瘤后,思想上不可避免受到极大震动,疑虑、痛苦、失望会接踵而来,只有病人最亲近的家属,才有可能感受到它的内心世界。亲人的鼓励、关心、照料、无疑有助于病人树立生活的信心和战胜疾病的勇气。

由于病痛的折磨,有些肿瘤病人会出现精神上的反常。他们为一些微不足道的小事大发脾气,对健康人压根就没注意到的小节十分苛求,对家属辛辛苦苦做出来的饭菜不予理会。有些病人则整天郁郁寡欢,给充满生气的家庭罩上一层厚厚的阴影。所有这些,都需要病人家属给予理解和谅解。否则病人会因家属流露出来的厌烦情绪,感到自己是一个多余的无用的人,而这对病人的治疗与康复显然是不利的。

家属在病人的治疗与康复中,一般都要承担大量的生活和护理工作,只要稍加留心,病人的体温、体重、衣服尺寸、大小便、食欲、情绪、体表肿块的变化,家属都能直接观察到。这些情况对于医师决定治疗方案很有参考价值。因此说家属是医师的助手和参谋是不过分的。

◎ 病人家属可能面对哪些身心压力,如何解决

一个人不幸患了癌症,周围的人都会对他表示同情和关心,如果以往曾有什么不快或摩擦,到这时也会烟消云散。然而,肿瘤病人的家属却不一定得到这样的厚待,尽管他们承受的心理和身体压力并不比病人小,很多人的身心健康因此而受到不同程度的损害,癌症病人家属的心身压力,也是随病人病情发展相应变化的。

1. **诊断期间** 病人被初步诊断为肿瘤以后,家属的心理反应与病人基本类似:首先是震惊、继之是怀疑,再则是在自己力所能及的范围内四处奔走,竭力希望有某个高明的医师或先进的诊断设备来否定肿瘤的诊断。当所有的医师众口一辞,肿瘤已无可怀疑时,愤恨命运为什么如此不公,癌症偏偏落在我的亲人头上?后悔我要是早点让他看病就好了!进一步求医治疗等,便构成压倒一切的心理活动。

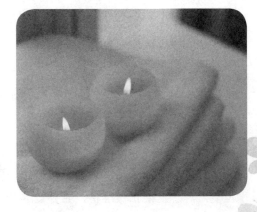

在此期间,家属的特殊心理压力是要扮演两面人。癌症在许多人心目中无异于死亡,处于保护亲人的考虑,家属一方面要对病人隐瞒病情,处心积虑地

掩盖事实真相。另一方面自己的内心又十分痛苦,但病人并不知道家属在做什么,往往对家属的所为并不领情,更使家属备感委屈。有些家属还对同事保密,生怕遭人讥笑。如此一来,家属实际上已把自己封闭起来,心理上的压力无法宣泄,生理健康也就受到影响。失眠、焦虑、食欲减少、腹痛、胸闷等症状在这些家属中很常见。

注意到以下措施,这一阶段家属的心理压力以及由此引出的症状将不难解除。

(1)承认现实,听从医师意见。

(2)癌症是由于各种环境因素引起的,尽管它的病因尚未明确,但可以肯定不是您或病人做错了什么事所致。

(3)不要一个人承担全部压力,如果把你的不幸和朋友、同事、领导谈谈,绝大多数人都会给你以不同程度的帮助。而且,倾吐你心中的烦闷至少会使你获得暂时的解脱。

(4)是否要对病人保密,要根据时间、环境、病人对自己病情的了解程度而定。原则上,对病人采取欺骗、隐瞒的态度并不合适,因为他迟早会知道自己的情况。到时候,病人对你所有的话就不那么信任了。较可行的办法是,告诉病人患了较严重的病,唯有认真治疗,才有希望痊愈。

2.**治疗期间** 肿瘤病人进入治疗阶段以后,只要不是病情很晚,家属在前一阶段的心理压力会得到不同程度的缓解,问题可能会转到以下4个方面:①尽可能去大医院求医;②盼望着病人全面治愈;③护理病人时是否有可能被传染;④经济压力和家庭生活模式的变化。这时要帮助家属认识到:去大医院找名医是可以理解的,但并非所有的大医院和名医都对肿瘤有经验。一般来说,肿瘤医院或综合医院的肿瘤专科更有可能使病人得到合理的治疗。不少家属担心病人到这样的地方就会知道病情,又怕在一般医院中得不到最好的治疗而将来后悔,感到左右为难。此种场合下可以征求当地医师的意见,慎重选择。需要注意的是,一些经济条件较好的病人家属,不问病人的病情和当地的治疗能力,盲目地千里迢迢地奔向大城市里的医院,却因住不上院、重复检查或不合适治疗等原因,既耽误了病情,也徒增了经济上的负担。

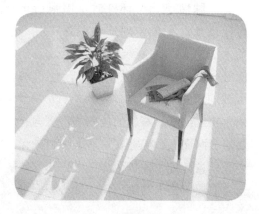

盼望着病人能被全面治愈是正常的良好愿望。但肿瘤是慢性病、需要长时间的综合治疗,相当多的人有可能出现反复,思想上要预做准备,希望过高

则容易失望。

肿瘤不是传染病。与肿瘤病人接触最密切的是医务人员，至今还没有被传染上肿瘤的报道。把肿瘤细胞认为接种到动物身上，除非是缺乏免疫功能的小动物（如裸鼠），肿瘤细胞也无法生长。有些家属富于牺牲精神，生怕子女被传染，自己担当起全部护理重任，结果弄得疲劳不堪。同事和朋友如果对肿瘤传染心存芥蒂，探视时则远离病人床边，有的甚至会因曾与病人接触而惶惶然。事实上，这些做法不仅无端地给

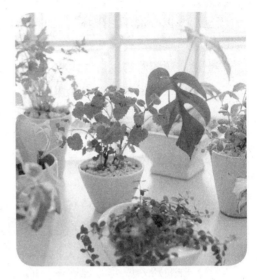

自己招致精神上的压力，而且会使病人产生被抛弃的感觉。

肿瘤病人患病后，经济收入减少，治疗、营养等又明显地增加了支出。更重要的是，家属要把主要精力投入到病人的护理中，家庭生活模式会因此产生严重的混乱。此时，全体成员需要重新调整自己的生活目标，必要时应当寻求邻居、亲属、同事、朋友以及组织的帮助。家属不要为此不好意思，因为你将来会有机会以自己的爱心回报别人。

3.**康复期间** 在这个期间，家属的心理问题主要有：

（1）"双盲通信"问题：家属出于好意，常千方百计地掩盖病人的真实病情，然而只要病人稍有理解力，就很容易从家属、同事的过分认真的态度，从所接受的治疗，从病情相同的病人那里，多少知道或推知自己的病情。但同样出于安慰家属的考虑，或出于心理防卫的需要，病人也可能从不谈及自己的真实情况。如此一来，双方在这一敏感的问题上互相回避，无法实现往常那样坦诚的思想交流。但心灵深处被压抑的东西总会以其他形式表现出来，这样很容易造成双方的误解。此时总是家属忍让、克制得多，有可能造成新的心理失衡。

（2）照顾病人过度问题：由于病人得的是大病，家属可能从生活、饮食各方面无微不至地照顾病人，单位和家庭中的一切烦心之事全对病人封锁。然而，病人可能为自己像幼儿一样受人照顾，思维清晰却无能为力而恼火之极，并因此无端地莫名其妙发脾气，家属好心未得好报，心中十分委屈而又无处诉说。

（3）性生活问题：性和吃饭、穿衣一样都是人类生活中的基本需要，和谐的性生活是家庭美满不可缺少的。但在肿瘤病人和配偶中，有不少或担心性生活是家庭美满不可缺少的。但在肿瘤病人和配偶中，有不少或担心性生活会影响肿瘤

的康复，或担心治疗已破坏病人的性功能，因此自觉地抑制性欲。这对病人和配偶的身心健康都不利。

上述问题相对容易解决，病人和家属应努力做到。

（1）尽可能坦诚地、无保留地交换各自内心的感受。

（2）康复阶段的肿瘤病人可以做些力所能及的家务劳动，可以参与家庭事务的决策，单位里的事情也可以知道一些，这样可使他感到自己对家庭和社会都还有用。

（3）肿瘤病人的饮食安排可以略好于家人，但不要过分悬殊，否则会加重其心理上的不安。

（4）康复期间只要身体状况允许，可以有一定的性生活。同时还要认识到，性生活不只是性交的一种形式。夫妻之间的心领神会的一言一笑，轻轻地拍一下对方的身体，都可以增加亲密感，这些是很容易做到的。

（5）肿瘤病人应充分理解家属的一片苦心，不可因患病而放任自己。各地都有癌症病人俱乐部或小组在活动，其中不乏成功者，与之交流对病人和家属都是有益的。

4. 肿瘤复发或进展期　在肿瘤复发或进展期间，病人和家属会不同程度地再次感受到紧张、焦虑、恐惧、失望、自责和忏悔，其程度可能较以前严重些。

主要由家属处理的两个特殊的问题是：

（1）是否要寻求偏方、经验方？如果说初诊的肿瘤病人绝大多数都会接受正规的抗肿瘤治疗，那么到了这一阶段，病人和家属对医师及现有的正规治疗就不再那么信任了。他们有可能转向社会，到处寻觅流传的偏方、经验方，企图从中获得一线希望。家属一定要认识到，肿瘤目前仍是难治的疾病，各种偏方、经验方都没有得到可靠的验证，它们的疗效比起来现有的正规治疗手段相差甚远。有些偏方、经验方的传闻，绝大多数是言过其实，昙花一现的。寻求这些治疗，通常都是徒费钱财，有的还会给病人带来严重的副作用。家属有时也知道这些道理，但为了"尽到自己的一切努力，将来不后悔"，执意要求试一试，这就更是心理的需要而非理性的思考了。

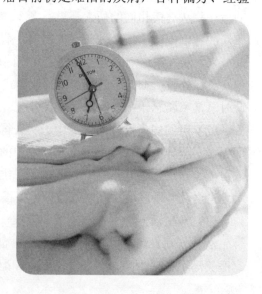

（2）是否要不断地支持治疗？这个问题主要出现在晚期已治疗无望的病人。即使不考虑经济压力，无休止的支

持治疗对于已经无望的病人也会带来痛苦。面对此情此景，家属不忍目睹。另一方面，有关"安乐死"的思想多少已为现代人接受。这样一来，家属通常会面临着一种十分艰难的抉择，无谓的支持治疗会延长病人痛苦，但放弃治疗必然要考虑各方面舆论压力：作为爱人，担心别人说自己缺乏感情；作为子女，担心别人说不孝。由于社会的、经济的各种原因、家属及亲属中的意见亦往往不一致。这时候特别需要所有的家庭成员、同事领导以及医务人员给家属以心理支持，帮助他们根据病人的意愿和个人的实际情况做出理性的决定。

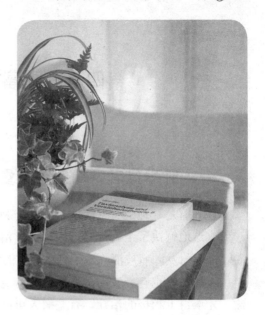

临终病人并非一无所为，他实际上可给家属提供诸多帮助。调查发现，能理智地面对现实，妥善那排好后事，平静地面对死亡的病人，日后其家属的心理振荡要小得多，负性情绪也明显减少。

5. **居丧期** 在亲人死后的几天里，家属常常为处理善后事宜忙个不停，待丧事办完，人群散去之后，家属面对空荡荡的房间，心中便若有所失，不胜悲哀。这种悲伤的体验多以哭泣、失眠、抑郁、食欲缺乏、体重减轻等形式表现出来。社会和家庭其他成员的理解与支持，对减轻家属的悲伤很有帮助。

在居丧期间，最好能找一个与家中关系融洽，能够倾听家属的述说并与之交换内心世界的人，这样的人可以给家属提供最大的支持和帮助。要向家属说明："谁都难以避免死亡，只是时间不同。你已经为死者尽了最大的努力，现在的问题是要你好好地活下去，把死者未尽的事情继续做完"。

要鼓励家属宣泄自己的悲痛情感，对悲伤的过分压抑和不承认，或埋头工作，会带来严重后果，悲伤的释放越延迟，损害就越严重。

由于不愿意接受亲人死亡的现实，有些家属会对其他人发泄其愤怒情绪。例如莫名其妙地争吵、发脾气，对此其他人应予以理解。

一般而言，家属真正消除失去亲人带来的悲伤、恢复正常生活，需要6个月甚至1年的时间。消除悲伤的速度和程度取决于多种因素，如死者同家属的关系，死者的年龄、死前的情景，对待死亡的态度等。

（孙庆庆）

第四节　肿瘤病人的复诊管理

肿瘤患者定期复查有重要意义

1.肿瘤是一种全身性疾病，局部的肿瘤通过手术或放射治疗后，并不代表着一劳永逸地解决了全部问题。因为初次治疗时其他部位可能已潜伏着未被发现的癌灶，当原发肿瘤被消除后，这些部位的癌灶会趁机生长出来。

2.原发灶也有复发的可能性。只有定期复查，及时发现这些转移或复发的肿瘤，才谈得上积极的治疗。有些病人可能认为，既然肿瘤已经复发或转移，查出来也治不好，不如听天由命。这是一种十分错误的想法，因为复发或转移灶若能及时处理，大多数仍可望收到良好的疗效。

3.现有的抗肿瘤治疗方法，不管是手术、放射治疗还是化学治疗，都有一定的副作用。由这些副作用产生的并发症，不一定在治疗当时即表现出来，若不经常随访及时发现和处理，同样会严重影响人体健康。

4.许多肿瘤需要分阶段、多疗程、各种治疗手段综合运用，才能收到最佳效果。例如，乳腺癌病人术后，一般还得接受辅助化学治疗或放射治疗。对于这样一类病人，定期复查，并按计划给予治疗，其重要性不言而喻。

5.同样的肿瘤，同样的治疗，一些病人获得成功，另一些病人却失败了。只有通过对所有曾接受治疗的病人进行跟踪观察，才能比较各种治疗方案的优劣，分析研究其得失。因此，肿瘤病人接受医师的随访，本身也是对医学科学的一种贡献。

6.肿瘤不同于常见的感冒，发热及感染性疾病，不能按症状、体征消失判断为"痊愈"。有些肿瘤病人经综合治疗，肿瘤消失，症状缓解，身体也像"好人"一样，但1年、2年或3年后又复发了，这种情况并非罕见。这是因为肿瘤的生物学行为很复杂，一些癌症恶性程度高，病情发展快，经过或未经治疗的病人可

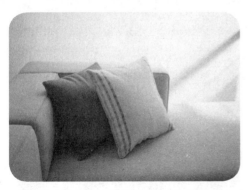

能在几个月内就转移死亡；也有一些肿瘤病情进展缓慢，即使确诊后不经治疗也可活1～3年，因此肿瘤的治疗效果要用远期生存来评价。大量的临床资料调查表明，恶性肿瘤通过治疗，3年内存活的相对多些，5年以后肿瘤仍可能转移或复杂。肿瘤病人定期复查，及时随诊，可以发现肿瘤有无复发或远处转移，便于及时治疗。例如乳腺癌患者经手术及术后辅助治疗，5年后出现远处转移（如肺转移等）并不少见，如果复发后及时接受进一步治疗，还有可能再次获得肿瘤控制，甚至"治愈"。这说明肿瘤病人定期复查，及时随诊是必不可少的。

目前临床上肿瘤的定期复查采用通信方式，也可让病人定期来医院进行，但都需要病人有可靠的通信地址，否则容易失去联系。肿瘤病人大多较长时间脱离原单位的工作，故提供能及时传递信件的亲属或同事的通信地址也十分重要。至于复查的时间，不同肿瘤有所不同。一般而言，随访的间隔是先短后长，大多数肿瘤在初次治疗后的头一二年需要较密切的随访，3年以后可半年至1年随访1次。具体安排可向有关医师咨询，后面会具体介绍各瘤种复查原则。

病人在随访过程中，如果出现下列症状之一，应当立即去找医师。

①持续的疼痛，尤其总是在同一部位出现时更要注意；②肿块和肿胀；③难以解释的恶心、呕吐、食欲缺乏、腹泻、便秘；④不明原因的体重下降；⑤持续的发热或咳嗽；⑥异乎寻常的皮疹或出血；⑦医师或护士曾提醒过的任何征象。

各瘤种复查小贴士

根据2012年NCCN肿瘤患者复查指南及中国抗癌协会专家委员会共识推荐，结合实际情况，对肿瘤患者复查路径建议如下。

1. 乳腺癌复查项目：血尿便常规、血生化、肿瘤标记物（CA15-3、CA-125、CEA）、胸部CT、肝胆胰脾CT、彩超（对侧乳腺、双侧颈部及腋下淋巴结，子宫及附件）、骨ECT、心脏彩超（左心室射血分数）。

2. 肺癌复查项目：血尿便常规、血生化、肿瘤标记物（CEA、NSE、CYFRA21-1、SCC）、头颅CT、胸部CT、肝胆胰脾CT、彩超（浅表淋巴结，肾上腺）、骨ECT。

3. 消化道肿瘤复查项目：血尿便常规、血生化、肿瘤标记物（CEA、CA19-

9、CA24-2、CA50、CA72-4)、胸部CT、肝胆胰脾CT、彩超（浅表淋巴结）、胃镜或肠镜、骨ECT。

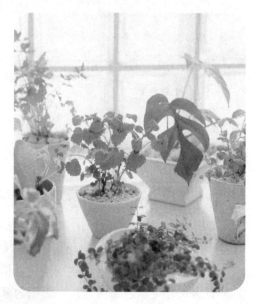

4.其他肿瘤根据不同情况除复查血尿便常规、血生化外，还要复查相关肿瘤标记物，同时胸腹部CT及淋巴结彩超等也需定期复查。

5.患者完成辅助治疗后通常在术后第1年每2～3个月复查1次，术后第2年每4～6个月复查1次，第3年、第4年每6个月复查1次，术后第5年以后每8～12个月复查1次，或遵医嘱相应缩短复查间隔。除上述项目外还需根据患者个体情况，由医师适当调整检查项目，如MRI及PET-CT等。

6.在每一次复查时尽量携带最近几次复查结果报告，这样便有可比较性，为医师评估疾病情况提供依据。

（孙庆庆）